四川省社科联科研课题

重庆金阳集团热情支持

巴蜀名医遗珍系列丛书

主编 马烈光

王渭川 著

王渭川

60年妇科治疗经验

U0346111

中国中医药出版社

·北 京·

图书在版编目（CIP）数据

王渭川 60 年妇科治疗经验 / 王渭川著 . —北京：中国中医药
出版社，2016.10（2022.8 重印）
（巴蜀名医遗珍系列丛书）
ISBN 978 – 7 – 5132 – 3631 – 7

Ⅰ . ①王…　Ⅱ . ①王…　Ⅲ . ①中医妇科学—中医临床—经
验—中国—现代Ⅳ . ① R271.1

中国版本图书馆 CIP 数据核字（2016）第 222789 号

中国中医药出版社出版

北京经济技术开发区科创十三街 31 号院二区 8 号楼
邮政编码　100176
传真　010-64405721
三河市同力彩印有限公司印刷
各地新华书店经销

开本 880×1230　1/32　印张 8.25　字数 193 千字
2016 年 10 月第 1 版　2022 年 8 月第 5 次印刷
书号　ISBN 978 – 7 – 5132 – 3631 – 7

定价　49.00 元
网址　www.cptcm.com

如有印装质量问题请与本社出版部调换（010-64402510）
版权专有　侵权必究

服务热线　010-64405510
购书热线　010-89535836
微信服务号　zgzyycbs

微商城网址　https://kdt.im/LIdUGr
官方微博　http://e.weibo.com/cptcm
天猫旗舰店网址　https://zgzyycbs.tmall.com

出版者言

　　《名医遗珍系列》旨在搜集、整理我国近现代著名中医生前遗留的著述、文稿、讲义、医案、医话等等。这些文献资料，有的早年曾经出版、发表过，但如今已难觅其踪；有的仅存稿本、抄本，从未正式刊印、出版；有的则是家传私藏，未曾面世、公开过，可以说都非常稀有、珍贵。从内容看，有研习经典医籍的心悟、发微，有个人学术思想的总结、阐述，有临证经验的记录、提炼，有遣方用药的心得、体会，篇幅都不是很大，但内容丰富多彩，各具特色，有较高的学术和实用价值，足资今人借鉴与传承。

　　寻找、搜集这些珍贵文献资料是一个艰难、漫长而又快乐的过程。每当我们经过种种曲折得到想要的资料时，都如获至宝，兴奋不已，尤其感动于这些资料拥有者的无私帮助和大力支持。他们大都是名医之后或其门生弟子，不仅和盘托出，而且主动提供相关素材、背景资料，很多人还亲自参与整理、修订。他们的无私品质和高度责任感，也激励、鞭策我们不畏艰难，更加努力。

有道是"巴蜀自古出名医"。巴蜀大地，山川俊秀，物产丰富独特，文化灿烂悠久，不仅群贤毕集，而且名医大家辈出，代有传人，医书诊籍充栋，分量十足，不愧为"中医之乡，中药之库"。因此，我们特别推出《巴蜀名医遗珍系列丛书》，精心汇集了陈达夫、吴棹仙、李斯炽、熊寥笙等16位现代已故巴蜀名医的珍贵遗著、文稿，以展现巴蜀中医的别样风采。尤其值得一提的是，此次由巴蜀名中医马烈光教授亲任主编，年逾九旬的中医泰斗李克光教授担纲主审，确保了这套丛书的高品质和高水平。另外，还有相当部分的巴蜀名医资料正在搜集整理中，会在近期集中出版。

今后，我们还将陆续推出类似的专辑。真诚希望同道和读者朋友提出意见，提供线索，共同把这套书做成无愧于时代的精品、珍品。

中国中医药出版社

2016年8月4日

前言

　　自古以来，以重庆为中心所辖地区称为"巴"，以成都为中心的四川地区称为"蜀"，合称"巴蜀"或"西蜀"。隋代卢思道曾云："西蜀称天府，由来擅沃饶。"巴蜀大地，不仅山川雄险幽秀，江河蜿蜒回绕，物产丰富独特，而且文化灿烂悠久，民风淳朴安适，贤才汇聚如云。现代文学家郭沫若曾谓："文宗自古出西蜀。""天府"巴蜀，不仅孕育出了大批横贯古今、闪耀历史星空的大文豪，如汉之司马相如、扬雄，宋之"三苏"等，也让"一生好入名山游"的李白、杜甫等恋栈不舍。

　　更令人惊叹者，巴山蜀水，不仅群贤毕集，复名医辈出，代有传人。早在《山海经》中已有"神医"巫彭、巫咸，其后，汉之涪翁、郭玉，唐之昝殷、杜光庭，宋之唐慎微、史崧，清之唐宗海、张骥、曾懿等，举不胜举。尤其在近现代，名噪一时的中医学家，如沈绍九、郑钦安、萧龙友、蒲辅周、冉雪峰、熊寥笙、李重人、任应秋、杜自明、李斯炽、吴棹仙等，均出自川渝巴蜀。如此众多出类拔萃的中医前辈名宿，其医德、医术、医学著述、临床经验、学术思想及治学方法，都是生长、开放在巴蜀这块大地上的瑰丽奇葩，为我国中医药事业的发展增添了光辉篇章，是一份十分值得珍惜、借鉴和弘扬的、独具特色的宝贵民族文化遗产和精神财富。

"自古巴蜀出名医"，何也？

首先，巴蜀"君王众庶"历来重视国学。巴蜀地区历史文化厚重，广汉三星堆、成都金沙遗址等，不断有考古学新发现揭示着本地文化的悠久。西汉之文翁教化为巴蜀带来了中原的儒道文化，使巴蜀文化渐渐融入了中华文化之中。而汉之司马相如、扬雄之文风，又深深体现着巴蜀文化的独特性。巴蜀人看重国学，文风颇盛，即使在清末民国之初，传统文化横遭蹂躏时，巴蜀仍能以"国学"之名将其保留。另外，蜀人喜爱易学，宋朝理学家程颐就说"易学在蜀"，体现出易学是巴蜀文化的重要特征。"医易同源"，易学在巴蜀的盛行，使巴蜀中医尤易畅晓医理并发挥之。就这样，巴蜀深厚的文化底蕴为生于斯、长于斯的巴蜀中医营造了一块沃土，提供了丰厚的精神濡养。

其次，巴蜀地区中医药资源得天独厚。四川素有"中药之库"的美称。仅药用植物就有5000余种，中药材蕴藏量、道地药材种类、重点药材数量等，均居全国第一位。"工欲善其事，必先利其器"，有了丰富的中药材资源，巴蜀中医就有了充足的"利器"，药物信手拈来，临床疗效卓著，医名自然远扬。

　　最后，巴蜀名山大川众多，风光旖旎，道学兴盛，道教流派颇多，"仙气"氤氲。鲁迅先生曾谓"中国文化的根柢全在道教"，道学、道教与中华文化的形成有着密切的关系，与中医学更具"血肉联系"。于道而言，史有"十道九医"之说；于中医而言，中医"至道"中有很大部分内容直接源于道，不少名医精通道学，或身为道教中人，典型者如晋代葛洪及唐代孙思邈。巴蜀地区，道缘尤深。且不说汉成帝时，成都严君平著《老子注》和《道德真经指归》，使道家学说系统化，对道学发展影响深远。仅就道教名山而言，"蜀国多仙山"，如四川大邑县鹤鸣山为"道教祖庭"，东汉张道陵于此倡"正一盟威之道"，标志着道教的形成；青城山为道教"第五洞天"，至今前山数十座道教宫观完好保留；

峨眉山为道教"第七洞天",今仍保留有诸多道教建筑。四川这种极为浓厚的道学氛围,洵为名医成长之深厚底蕴。

自古巴蜀出名医,后人本应承继其学,发扬光大。然而,即使距今尚近的现代巴蜀名医,其学术经验的发掘整理现状堪忧。有的名医经验濒于失传;有的以前虽然发表、出版过,但如今难觅其踪;间或有一些得以整理问世,也多由名医门人弟子完成,呈散在性,难保其全面、系统、完善。如现代已故巴蜀名医中,成都李斯炽、重庆熊寥笙、达县龚益斋、大邑叶心清、内江黄济川、三台宋鹭冰等,这些医家,虽有个人专著行世,但一直缺乏一套丛书将其学验进行系统汇总与整理。

此外,现有的名医经验整理专著,多将其学术思想和临床经验分册出版,较少赅于一书,全面反映名医的学术特点。而有些名医在生前喜手录医悟、医论与医方、医案,因未得出版,遂留赠门人弟子,几经辗转,终濒临失传。如20多年前去世的名医彭宪彰,虽有《叶氏医案存真疏注》一书于1984年出版,但此书仅为几万字的注解性专著,只反映了彭老在温病学方面的学术成就。而他利用业余时间,手录的大量临床验案，至今未得到全面发掘整理，近于湮没无闻，遑论出版面世。痛夫！这些乃巴蜀杏林的巨大损失！

吾从小跟名师学中医，于20世纪60年代末参加医疗卫生工作，70年代在成都中医学院毕业留校从事医、教、研工作至今。在此期间，与许多现代巴蜀名医熟识，常受其耳提面命和谆谆教诲。几十年来，深感老前辈们理用俱佳，心法独到，临床卓有良效，遗留资料内容丰富多彩，具有颇高的学术和应用价值，若不善加搜集整理，汇总出版，则有绝薪之危。有鉴于此，我们早冀系统搜集整理出版一套现代已故巴蜀名医丛书，这也是巴蜀乃至全国中医界盼望已久的大事。适逢中国中医药出版社亦有此意愿，不谋而合，颇为相惜。此套丛书的出版幸蒙年逾九旬的巴蜀中医泰斗李克光教授垂青、担纲主审，并得到了国家中医药管理局、四川省中医药管理局、重庆市中医药管理局、四川省中医药科学院、成都中医药大学等的政策支撑，以及重庆金阳等企业的资金支持。尚得到不少名医之后或其门生弟子主动提供文献资料和相关素材之鼎力相助，更因成功申报为四川省社科课题而顺利完成了已故巴蜀现代名医存世资料的搜集、整理研究工作。对此，实感幸甚，诚拜致谢！

恰逢由科技部、国家中医药管理局等 15 个部委主办的"第五届中医药现代化国际科技大会"在成都隆重召开及成都中医药大学 60 年华诞之际，双喜临门，盛事"重庆"，愿以是书为贺，昭显巴蜀中医名家近年来的成果，尤可贻飨同道，不亦快哉！

丛书付梓之际，抚稿窃思，前辈心法得传，于弘扬国医，不无小益，理当欣喜；然仍多名医无继，徒呼奈何！若是丛书克竟告慰先贤，启示后学之功，则多年伏案之苦，亦何如也！

纸牍有尽，余绪不绝，胪陈管见，谨作是叙！并拟小诗以纪之：

巴蜀医名千载扬，济赢获安久擅长；

川渝杏林高寿日，岐黄仁术更辉煌。

丛书主编　马烈光

2016 年 8 月于成都中医药大学

内容提要

王渭川 (1898—1988)，号鲁同，江苏省丹徒县人。自幼习岐黄之术，勤求古训，精研中医典籍，其学术思想溯源《内经》《难经》《金匮》，近师张锡纯、张山雷、丁甘仁、恽铁樵等中西汇通派学者。对《金匮要略》造诣尤深，多有独到见解。临证善用虫类药治疗各种内、妇科疑难重症，疗效显著。是我国著名中医内科、妇科专家。

本书为《巴蜀名医遗珍系列丛书》之一，全面总结了王老近 60 年妇科临床经验。全书将妇科疾病，从经、带、胎、产四门中，突出其常见病和疑难病，并把王老总结的妇科治疗六法、四项治则熔于一炉，从而结合辨证论治和随证施治的灵活方法，达到择精守约、纲举目张的目的。每一病证后，都附以验案，并根据病源、症状、辨证传变、脉象、舌苔、疗效等综合详述，以方便后学品读、借鉴。

原沈序

我于新中国成立前夕，在四川万县筹办平民医院，认识王老渭川。那时，他悬壶万县，医名鼎盛，为当地群众所信赖。新中国成立后，我由重庆来首都，参加北京中医研究院筹备工作。王老亦赴成都中医学院任医职。他在该院附属医院主持治疗时，对于疑难杂症治愈甚多，如阿狄森病、风湿性心脏病、肠风赤痢(严重赤痢与肠风下血合并症)等皆能手到病除，为广大病患所称道。

王老鉴于人体脏腑功能互相制约，互相配合，其病理形成常是互相关联，并有共同的特点，掌握病理的发生及转归规律，往往可以推本求源、异病同治，因而创造性地订立六法，通治四十二类病。例如，补虚化瘀理气法，可治慢性肝炎、肝硬化腹水、肝脾肿大、阿狄森病；息风通络法，可治癫痫、子痫、精神分裂症、夜游症等。

王老晚年埋首芸窗，奋力写作，除著成《王渭川临床经验选》并已出版外，近年又编成《王渭川妇科治疗经验》一书。书中首列绪论，次总论及各论。王老认为，妇科是内科的一部分，它与中医整个学术是不可分割的。它对妇科特有疾病，先总论，次选方，再作医案举例，并及前贤医案选。例如，治疗月经疾病中的痛经，王老说："经前腹痛，多属气滞血涩，宜八物汤、加味四物汤等；经后腹痛，多属血寒血虚，宜归脾汤、小温经汤等。其中加味四物汤，以四物和血，延胡索、香附、砂仁、莪术、桃仁、红花理气通络，用于经来腹痛拒按、脉弦、苔薄之症颇有功效。回忆我在本院内科研究所工作时，有随我学医的青年女生，每次行经，腹部剧痛，在床上翻滚不已，虽用麻醉止痛针剂，亦不能完全止痛。当时如有王老此书，选方投药，定可止痛经调，得到根治。

癥瘕、积聚、疝癖相当于现代医学妇科中的子宫肌瘤、输卵管囊肿等，患者较多。本书介绍了活血祛瘀，调气疏肝的膈下逐瘀汤；益气养血，行血破瘀的葱白散；以及其他方剂，可供肿瘤专科借鉴。

综观全书，对经、带、胎、疾病症，理论联系实际，作了简明扼要的论述，成为现代中医妇科的重要参考书。

沈仲圭

于北京中医研究院

1980 年 5 月

原自序

　　近人恽铁樵氏曾说"中国有汗牛充栋之医书，其真正价值不在议论，而在效方。议论多空谈，方药乃事实"云云。揆之实际，我们还要突出理论与方药，始能昭之后学。所以，必然不能放弃从理论到实践。因之理论与实践，只宜并重，而不应有所偏轻。

　　作者从事中医业务近六十年矣。平时教学与临床同时并重，独对内妇科掌握更有心得。除内科另成专著外，特将多年来积累的妇科治验整理成篇。内容有多发病、常见病等，分为上下两篇。上篇叙述妇科病的起源和发展的大意及奇经八脉对妇科的重要性，从而说明中医在上古时期对将藏象学联系到现代医学的内分泌学已有相当的认识，皆导源于《内经》学术思想的形成。下篇分经、带、胎、产四门，先列证，次列方，突出理法方药，而便初学，后附验案，并酌选前人研究成果，详加解释方义，以供参阅。

　　妇科病方面有极其错综复杂的情况，诊断时必须审证求因、标本论证，既要辨病，更要辨证，病证结合，方能奏效。例如，崩漏一病，有脾肾阳虚和肝肾阴虚的证型；闭经一病，有血枯、血瘀、冲任失调等证型。但在红斑狼疮及阿狄森病的证型中，也会出现崩漏和闭经的证候，还可能出现上述证型和兼证。医者如何审证求因，标本论治，本书中特详为阐述。

中西医结合是中医学向现代化发展的必然趋势。如子宫内膜肌瘤、盆腔炎和输卵管阻塞等，我都基本参照西医诊断，结合中医辨证论治和随证施治的规律，以达到提高疗效的目的。这些治验的实例都评载于本书中，以供参考。

在不妊证治验案中，由学生罗兰所协助，特致谢忱。

作者学识浅陋，谬误必多，敬希广大读者予以批评指正。

王渭川

于成都中医学院附院

1980 年 6 月

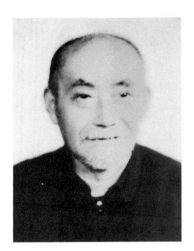

王渭川像

目录

上篇 总论

第一章　中医妇科发展简史

古代名医扁鹊曾做过妇科医生，当时的妇科称"带下医"。我国唐代以前妇产科多相提并论，其妇产科基本知识大都散在各科文献之内，尚未发展成为专科。到了唐代，孙思邈著《千金方》，提出了妇科病的特点，并主张立为专科。唐代以后，妇产科才逐步有所发展；至南宋时，始成为专科。这些妇产科专著文献，以唐代昝殷的《产宝》为最早。宋代陈自明的《妇人大全良方》最为完备，成为后世妇产科的发展基础。

中医妇科在中医学中占有重要位置，对民族绵延繁殖有密切关系；其在各个时代中均有不同的发展，从许多事实中，证明古代学说和现代理论虽名词术语不同，但精神实质颇相近似（如肾气盛，任脉通，太冲脉盛，月事以时下，与内分泌学说相似）。在治疗方面，不断地发现新的疗法。兹就我国历代妇科学的发展，简述如下：

一、战国及秦汉时期妇科学的发展（公元前 425—公元 264）

当战国及秦汉时代，中医妇产科学已有重大的成就和发展。《黄帝内经》中对月经的形成，已从实践的经验中得到正确的认识。如"女子七岁肾气盛，齿更发长；二七而天癸至，任脉通，太冲脉盛，月事以时下，故有子……七七任脉虚，太冲脉衰少，天癸竭，地道不通，故形坏而无子也"。可以证明中医学早在两千多年前，就已经从广泛地观察中得出结论，平均女子初潮为 14 岁，经绝期为 49 岁，和现代生理学中所记载的大致相同。战国时期已出现了有兼长妇科的扁鹊，为我国有史记载的妇产科学的开端。因当时妇科尚属于内科范围，故有"带下医"的

巴蜀名医遗珍系列丛书

称号，以后遂有渐趋分科而独立的倾向。至汉代，就出现了妇科专门的医生，当时称女医或乳医，均指妇科而言。再据《史记·汉书》记载，当时妇科已有从内科分职之势。《金匮要略》列妇人胎产经带之类凡三：即妇人"妊娠病""妇人产后病"和"妊娠杂病"三者。妊娠篇中，叙述了孕期各种疾病，如孕吐、腹痛、癥瘕等，创立治疗方法及对症与孕的鉴别和治疗（见《金匮妇人素有癥病》）。产后篇中，论妇人产后三病，一为痉病，二为郁冒，三为大便难；杂病篇中，对经水不利和带下诸病俱详为记述；在产科手术中，据陈寿《三国志》记载，华佗已有取死胎的手术。由此可知，我国妇科学在后汉以前便有了很大的成就，而具有妇科学之系统理论应以《金匮》为鼻祖，已承先启后地昭示了巢氏、孙氏对妇产科的阐明，并作了进一步地发展。

二、晋与南北朝时期妇产科学的发展（265—581）

晋王叔和对脉学有精邃的研究，著《脉经》十卷。在《脉经》中论月经病"三月一来叫居经，一年一次叫避年"；又说妇科有"五崩"的证候。细审内容，有的类似于现代医学中的子宫肿瘤。在《脉经》中更记有五崩证和乳痈证的病例。南北朝时的褚澄，著有《褚氏遗书》一种，内容详于求嗣，说"无嗣是属于夫妇共有疾病"的原因，并载有多种种子方药。此为本时期妇产科学发展的述略。

三、隋唐时期妇产科学有了进一步的发展（581—959）

隋代杰出的医学家巢元方，约在公元610年撰《诸病源候论》50卷，内容丰富，凡67门，1270目。其中列妇人病八卷，前四卷论妇科，包括月经、白带、乳疾等病，后四卷论产科病，并发挥《金匮》妇人三十六病。唐代的妇产科则有进一步的发展，孙思邈（581-682）在他年高时代已将自己的经验及唐代以前的方剂总结起来，著《千金方》30卷，分232门，合方论530首，以妇人方为首，并提出妇科特点。他认为妇人之别有方者，正以其"胎妊生产崩伤"之异也，所以妇人病比男子难疗十倍。此外，关于调经种子、养胎、禁食、临产，都有重要的提示。公元752年，王焘完成了《外台秘要》的著作，书中搜集了很多失传的方药，以及古代创获的疗法，在1104门中特别论到子痫、横产、胞衣不下等病，在技术上的分工极细。

唐代大中初年，约公元853-858年之间，相传有白敏中镇守成都，家中有儿乳死者，因而访名医，得昝殷备急验方387首，即昝殷所著《产宝》，为我国产科学第一部专著。后由白敏中家藏，海内绝少流传，至清季中叶已不可得。近人婺源张金诚从日本购得影北宋本名《经效产宝》三卷，上卷列妊娠难产，中卷列产后疾病，凡41论，276方，别附续编，论41，方24，其类似《千金方》。此为隋唐时代妇产科学进一步发展的情况。

四、南北宋时期妇产科学的发展（960—1279）

妇产科到了宋代，已发展成为专科。太医局设九科，妇产科属于九科之一。当时妇科虽未完全脱离内科的范围，而产科似已成为专门学科。妇产科著名医家，如张锐、李师圣、郭稽中、杨子健、陈自明等已闻名于当世。其中有惊人的成就，而迈越前代的李师圣、郭稽中所编纂的《产育保庆集》，是继《产宝》后的又一巨大著作。它是由李师圣所搜产论21篇，郭稽中就论附方编辑而成，曾收入《永乐大典》中。其后婺源杜莜又以陈无择评语附益之，更名《附益产育保庆集》。公元

1098 年元符间，杨子健著《十产论》，为论产最详之作。以后时贤（人名）本此著《胎前十八论》。公元 1184 年，朱瑞章撰《卫生产宝备要》八卷。此外，对妇产科贡献最大的，当推公元 1208 年郑汝明合杨氏《十产论》，时贤《胎前十八论》，《郭氏产科》21 论及孙思邈有关妇科之说集为 2 卷，名为《胎产真经》。

公元 1237 年，即嘉祐元年，陈自明在他任所建康府（金陵）明道书院充医谕，著《妇人大全良方》一书。他根据历代有关妇产科学三十余种，并结合他家传的妇科经验效方，系统地综合了前代与当时妇科知识，成为南宋以前第一部妇产科学的完备著作。全书分为 24 卷，内容分调经、众疾、求嗣、胎教、侯胎、妊娠、坐月、难产、产后等九门，它是一本极有条理的古代妇产科著作（王肯堂据此著《女科准绳》）。就宋代一般书籍而论，如《圣惠方》《圣济总录》《本事方》《三因方》《济生方》等，都有关于妇产科的论述。举其要者，可以归纳如下方面：月经异常、妇人血疾、血枯、癥瘕积聚、妊娠诸病、催生安胎、难产及产后诸病。妇产科学在此期间，已有了巨大的发展和成就。

五、金元时期妇产科学的发展（1127—1367）

医学到金元时期已列有十三科，其中就有产科与妇科杂病之目。金元医家以刘完素（河间）、李杲（东垣）、朱彦修（丹溪）、张子和（从正）为著名，世称金元四大家。各家对病因治疗，除刘张似同而不尽同，余皆所见不同。前人认为四大家各有所偏，实则各有所长，因为从四家著作及其医案来看，他们对寒热虚实等证的认识是全面性的，而又各自发展自己所长，其对妇产科学的病因和治疗俱各有发挥。在妇产科疾病方面，贡献较多者，当推朱丹溪于胎前调治，倡清热养血之说；于产后病主张固正气，补气血；一切杂病治疗则从缓图，并已发明死胎诊断法及子宫脱出新颖之说；并将妇人极繁复的三十六病，以"寒热虚实，气虚痰湿"归之。此为由繁而简之渐。东垣重补血调气，在妇科方面都获得相当的成就。

六、明清时期妇产科学的发展（1368—1911）

明代伟大的药物学家李时珍，除编著《本草纲目》一书外，还先后著有《奇经八脉考》《濒湖脉学》等书。他对妇人月经形成，具有精深的认识。他说妇女以血为主，其血上应太阴，下应海潮，月有盈亏，潮有朝夕，月事一月一行，与之相符，故称为月信、月水、月经。经者常也，有常轨也。女子之经一月一行，常轨也；或先或后，或通或塞，病也；有行期吐血衄血，或眼耳出血，谓之逆行（俗称倒经，即现代医学所称代偿性月经）；有三月一行者，称为居经，俗称披季；一年一行者，称为避年（按：说本《脉经》）；有一生不行而受胎者，称为暗经；有受孕而又月月行经者，称为盛胎；有受胎数月而血忽大下，但胎不殒者，称为漏胎。此虽以气血有余和不足之说，而亦异其常矣。

按古人对生理病理的解释，有些部分是出于体会和想象，此为时代所限。但在女子发育过程中，对月经和怀孕的认识，确有很多创造性的贡献，是值得今后继续研究和发扬的。

明代万隆年间，万密斋著《广嗣精要》16卷，叙述了五种不男之说，来说明女子先天性生理缺陷，不能生育有下列五点：

（1）螺：交骨如环，不能开折，必以难产亡。

（2）纹：阴窍屈曲如螺纹，碍于交合，俗称石女。

（3）鼓：阴部有皮鞔如鼓，仅有小窍通溺。

（4）角：即俗称阴阳人（雌雄人）。

（5）脉：终身不行经者。

按：万密斋又名万全，著作甚富，其"螺纹鼓角脉"之说，是在16世纪时对妇女生理上的一大创获，对病理上是有长期观察和研究的，其实际问题有待于科学的解释。

王肯堂（1607）著《女科证治准绳》，为现存妇产科集大成的书籍。其内容主要是根据陈自明的《妇人良方大全》一书，兼采张完素、朱丹溪、薛己及历代有关妇科方论加以选择，分门别类，条分缕析，其所引证俱注明出处，实为治学态度严谨。其同年（当年同试的朋友）武之望，于泰昌元年（1620），依据《女科证治准绳》改编为《济阴纲目》一书，内列痛经、经闭、崩漏、赤白带下、虚劳、血风劳、积块、浮肿、前阴诸疾等。虽为《女科证治准绳》改订，但结构组织较《女科证治准绳》更为精简，故流行甚广。至清代雍正戊申年（1788），经汪淇为之笺释，颇确切实用。此外，薛立斋著有《女科撮要》一书，内容颇为丰富；《校正妇人良方大全》，则以养气血、调脾胃为主。

清代医学制度原列十一科，后改为九科，其妇产科通称女科。关于妇产科学总结著述，有《医宗金鉴》的组成部分"妇科心法"。在妇产科专著方面，首推《傅青主女科》和《产后篇》（近人考证为陈士铎所著），其论证处方颇具实践经验。康熙甲子年间（1648），肖赓六收集前人妇科方论，加以阐发，撰《女科经纶》八卷。无锡沈金鳌撰《妇科玉尺》，取前人妇科方论为审慎，而以实用为归；萧山（浙江）有范和尚精于妇科，治疗既著，名噪江浙，著有《妇科秘方》一卷流行于世。关于助产典籍，在此时期流行最广者，当推1715年间（清代康熙乙未年）亟斋（祁包九）居士著的《达生篇》，其中对保护胎儿、预防小产、临产须知、产后保护、难产急救等方面俱有论述，见解正确；特别是解除产妇对生产方面不必要的顾虑和畏惧，已广泛流行我国民间，达二百余年之久。虽然《达生篇》在时代上受限制，理论上不能尽符合科学，但其临产方法和某些方药，却为民间习知而乐行的。因此，现在推行无痛分娩的时候，尚有参考价值。如临产的时候，《达生篇》就提出六个字："一睡，二忍痛，三慢临盆。"其主要精神，就是要使产妇通过第二信号系统以达到保护性抑制，这是非常宝贵的。与《达生篇》相类似的，有唐千顷著、马振蕃增补的《大生要旨》，也可以参阅。此外，有陈修园著的《女科要旨》亦有心得。

近人著作中，有张山雷著的《女科辑要笺正》、王慎轩著的《女科医学实验录》、张锡纯著的《医学衷中参西录》内的有关妇科治疗部分，颇具丰富经验，并能以现代妇科理论与古代妇科学相印证，起了承先启后的作用，此为明清两代妇科学发展的概况。

七、新中国发展妇幼保健事业

自从新中国成立以来，特别是以"预防为主"作为卫生工作的方针，重视母亲和婴儿的健康。因此，大力地开展接生员训练工作，并普遍地设立了妇幼保健站和接生站，大大减少了母亲和初生婴儿的死亡率。在妇幼卫生宣传和学习中，一般妇女对月经和经期的保健常识，都有了相当的提高。推广新法接生后，不但保障了新生婴儿的安全，并且减轻了妇女分娩的痛苦。贯彻"预防为主"的方针后，促进了妇女的健康。我国广大妇女肩负着建设社会主义的伟大责任，因此，从事妇科学者，更应学习中医学的宝贵经验，并融合现代的科学知识，更好地为人民服务。

巴蜀名医遗珍系列丛书

第二章　中医妇科的特点

中医妇科是内科学中的一个分科，其诊断和治疗原则当然不出内科学的范围，但经、带、胎、产诸疾则与男子大异，此即妇科生理与病理的特征。在吴谦纂修《医宗金鉴》时，已做了上述的归纳。因此，从事妇科学的研究者，必须具备中医整体知识，如病因、诊断、药物、方剂、内科等作为基础。其次，是深入了解妇科的特点，才能掌握辨证论治的临床治疗。

现代妇科研究的对象是妇科机体所特有的疾病，与中医学所论妇科的特点及整体观的精神毫不违背。因人体是一个有机体，各部位相互关联，由于受到周围环境的影响，便能导致疾病。为了更好地处理妇科方面的问题，必须了解与医学有关的知识，决不能孤立地来处理妇科疾病。就诊断来说，就必须与其他各科辨证的方法一样。例如，一个妇女患腹痛，而腹痛的原因很多，决不能局限于妇科疾病的范畴，而是以辨证为主。其次研究病源证候和治疗法则，亦与其他各科相同，必须辨明疾病证候的性质而决定治疗的方法。又如同一月经不调，可因其证候上所表现的寒热虚实不同，而治疗上就有温清攻补之异。如果离开辨证，就会脱离辨证论治的法则，就会使治疗失去根据，对发扬祖国医学遗产，对中医学术整体的精神和特点也是不相适合的。

为了进一步发扬中医妇科学，应在中医妇科辨证论治的基础上，和现代基础医学与临床医学联系起来，从而丰富中医妇科学的内容，提高其水平，发挥中医学术特点更是必要的。

中医妇科，既属于整个中医学术的组成部分，我们就必须了解中医病理诊断、药物方剂，以及内科学等作为基础，然后依据中医的系统和特点，来掌握多方面的证候群，认识人体机能的整体性和外界环境的统一性，针对病人具体情况，调节其生理机能，消灭和根除病变状态；更要重视人体机体内在环境（七情及其他）和外在环境（六淫及其他）的互相关系，同时用望、闻、问、切的四诊及其他诊断的方法，确定病位的表里、病性的寒热，以及人体机体的虚实；必须明辨慎思，而后辨证论治。现举例如下：

一、张洁古以枳壳、白术为束胎丸。后世学者以黄芩易枳壳，传为胎产良方。一般认为洁古基于《产宝》的枳壳汤，而不知实出于《金匮》的当归散。由是朱丹溪遂大倡白术、黄芩为安胎圣剂，相习成风，直数百年而未已。证之临床实不尽然，以脾胃虚寒之体服之，不但不能安胎，反有堕胎之虞。关于这一点，张石顽所论极是，他说："举世盖以白术、黄芩为安胎圣剂，半夏、桂附为损胎峻剂，岂知前者或有堕胎之虞，后者反有安胎之妙哉。盖胎气之安危，系于母气之偏胜与否，若母气多火，得芩连则安，得桂附则危；母气多痰，得芩半则安，得归地则危；母气多寒，得桂附则安，得芩连则危。势必调其偏胜，适其寒温，未有以母气逆而胎得安者，亦未有因母气安而胎反堕者。"《金匮》上载有"怀妊六七月，其胎愈胀，腹痛恶寒，少腹如扇"，用附子汤温藏之例，说明明辨慎思的重要性。但古书也不可拘泥，附子温藏，《金匮》未出方，可师其意，而不可妄投峻品。

二、杜仲、续断及保胎无忧散，人人都知为安胎方剂，而王孟英、张山雷则说："凡易滑孕妇及气虚气陷者，服上列方剂反能堕胎，应以此为戒云云。"我们试留意于临床，却信而有证，世有服补中益气汤、香连丸等剂而损胎者，其义本此（按：保胎无忧散可用于催生，不能用于安胎，参考《医学心悟》）。

三、程钟龄关于月经方面的辨证，他说："方书以趱前为热，退后为寒，其理近似，然亦不可尽拘。假如脏器虚寒，经水淋沥频数不断，岂可便断为热；又如内热血枯，经脉迟滞不来，岂司断之为寒；如果脉数内热，唇焦口燥，畏热喜冷，斯为有热；如脉迟腹冷，唇淡口和，喜热畏寒，斯为有寒。"（详见《医学心悟》）此真知灼见，足供我们妇科辨证论治的参考。

从上面数例来看，我们更可以体会出妇科学是古人在长期与疾病作斗争中，长期观察所积累的丰富而宝贵的经验，是以"经、带、崩、漏、胎、产诸病"为归纳，"寒热虚实，气血痰湿"为辨证的。

第三章　妇科与奇经八脉

奇经八脉，后世认为是依据十二经脉发展起来的，较十二经有系统，并且补充了十二经脉的不足。奇经八脉中的冲任督带，是中医学对生殖系统的认识，大抵妇科疾病和月经生理关涉奇经八脉者为多，在中医基本理论中也占重要位置。

一、奇经八脉的概念

任脉、督脉、冲脉、带脉、阴跷、阳跷、阴维、阳维，称为奇经八脉。有人说，奇经八脉是基于十二经络而发展起来的，这据《灵枢》《素问》《甲乙经》《难经》及十四经发挥诸书记载的迹象是可信的。十二经的概念，是包括机体气血运行的正常生理，而于生殖系尚多遗漏。因此，奇经八脉就在十二经脉原有基础上逐步发展起来的。八脉中的阳维是"维络诸阳，由外踝上行至卫分"；阴维是"维络诸阴由内踝上行至营分"，"是阴阳相维，主一身之纲维，而协调诸经"；阳跷是主一身左右之阳，循外踝而上行于身之左右；阴跷是主一身左右之阴，循内踝而行于身之左右；跷者是令人轻健敏捷之意。督脉是督于身后，循背而行，总督诸阳，称为阳脉之海；任脉是任于身前，统任诸阴，循腹而行，称为阴脉之海；冲脉为十二经之冲要，夹脐而行，为经络之海，又称为血海；带脉犹如束带，横围于腰，总约诸脉。

由此可见，奇经八脉统辖了全身，形成了气血运行的总枢纽，较之十二经脉更为具体完备。如在十二经脉方面，对生殖系，除肝经从外表联系到阴器外，就再找不出任何根据，而奇经八脉中的冲、任、督、带，就与生殖直接相关。

二、古代医家对奇经八脉的认识

奇经八脉自《内经》启其端，《难经》阐其义，《甲乙经》虽有记载，似不为《难经》叙述的具体。历来的注家对奇经的解释并不一致，例如《难经·二十七难》说："脉有奇经八脉者，不拘于十二经，何谓也。然，有阳维、阴维、阳跷、阴跷，有冲、有任、有督、有带之脉，凡此八脉，皆不拘于经，故曰奇经八脉也。"杨玄操（古代文学家而治医，无医学著作）说："奇，异也，此之八脉，与十二经脉不相拘制，别道而行，与正经有异，故曰奇经，其数有八，故曰八脉。"滑伯仁著《十四经发挥》说："脉有奇常，十二经者常脉也，奇经八脉者，则不拘于常，故谓之奇经。"

杨玄操和滑伯仁对奇经的认识，多认为奇者异也，异于寻常者谓之奇，实则奇经八脉为补充十二经脉之不足，又何谓异于寻常呢？虞庶著《难经注》说："奇音基，奇斜也，零也，不偶之意。谓此八脉不多于正经，无阴阳表里配合，别道奇行，故曰奇经也。"《难经注》没有考虑八脉中的督脉督诸阳，任脉任诸阴，两维两跷统系阴阳，又何尝没有表里阴阳的配合，这都是不全面的看法和解释。如清代医生叶霖著《注解王叔和脉经》一书，他深深了解到："维脉是维持也，跷脉是跷捷也，冲直上也，督是总督诸阳也，任是总任诸阴也，带为诸脉之总束也。"但他却不承认阴阳表里配合，他说："此八脉者，又系于正经，无阴阳表里配合，别道奇行，故曰奇经也。"

这样来阐发奇经，益使奇经晦盲痼塞。总的来说，奇经八脉是十二经的发展，有自己特有的生理功能。

三、奇经八脉与十二经的关系

古人把十二经比之江河，奇经八脉比之湖泽，所以《奇经八脉考》中有这样的记载："盖正经犹夫沟渠，奇经犹夫湖泽，正经脉隆盛，则溢于奇经。"因为奇经八脉，除任督二脉有专穴，其余六脉就没有专穴，六脉附丽于十二经，等于湖泽附于江河一样。他们对两种经脉的看法，认为十二经是属于八脉的源流，而八脉又是十二经脉的从属，而奇经八脉与十二经脉实有不可分割之势。考之历代文献，关于两种经脉之间的联系和起止，是记载清楚的，而且是一致的。如："阳跷得太阳之别，阴跷得少阴之别，冲于足阳明胃经穴的气冲（毛际两旁）并少阴之经，阴维阳维则维络于身，带脉则束身如带。"

所谓阳跷得太阳之别，阴跷得少阴之别者，即阳跷与足太阳膀胱经的行径，虽取道的路径有别，但两经是相通的，也就是说阳跷通于足太阳，但活动的路线是别其道而行的。阴跷与足少阴肾经虽活动路线不同，但阴跷与足少阴经是相通的。更为具体地说，阳跷脉通足太阳申脉穴，上行入风池；阴跷脉通足少阴照海穴。由此可见，八脉与十二经脉，实属同呼同吸，是一个整体。所以，八脉起源于十二经，十二经贯通奇经，而奇经传注于十二经，他们之间是相互联系的。

四、冲任督带与妇科

冲任督带关涉妇科，主要在生殖方面。《素问·骨空论》和《难经·二十八难》有这样的记载：任脉起于中极之下，冲脉起于气冲，督脉起于少腹之下之骨中央（《难经》起于下极之俞）。三脉的起点皆在会阴。唐代王冰所著《素问答》中说："任脉、冲脉、督脉者，一源三歧也。"清代叶霖之《注解王叔和脉经》说："督脉、任脉皆起胞中，一行背一行腹，会于承浆，冲脉则由腹上行，伏脐而会于咽喉，三脉同起于下极，一源而三歧，故轩岐不曰冲督任而总其名曰'太冲脉'。是太冲脉者，以一身之精气升降言之。"《景岳全书》说："三脉本同一体，督即任冲之纲领，任冲即督之别名。"张子和著《儒门事亲》中说："督任冲三脉，同起而异行，皆络于带脉，带犹束带。"这更说明冲督带，不但体系联贯，而且与胞宫附近的生殖器官相连，四脉发现疾病，都与生殖器官有关联而相互影响。兹分述于后：

（一）督脉

督脉分布于背正中线，自骶柱尽处长强起，上至头部正中线，注鼻下的水沟（人中）而止于龈交。它的径路是自下而上的，《难经·二十八难》是这样记载的："督脉起于下极之俞（长强），并于脊里，上风府，入属于脑，上巅循额下鼻柱。"也有文献记载督脉是自上而下的，如《灵枢·营气》："足厥阴肝……其支别者，上额循巅下项中，循脊入骶，是督脉也。"督脉和足太阳膀胱经关系很密切，因为二者俱属于脑，足太阳经与督脉会于巅之后，夹脊而下，一是走中线，一是走旁线，所以，《骨空论》对督脉行径上的叙述与足太阳经多混为一谈，则二经似已合流了。

《素问·骨空论》说督脉所表现的症状，"督脉为病，脊强反折"。《难经·二十九难》说："督脉之为病，脊强而厥。"《脉经》说："督脉……腰背强痛，不得俯仰，大人癫证，小儿痫风。"督脉所主病证是颈项强直、角弓反张、昏厥抽搐等。从症状上推，《金匮要略》的痉病及现在的一些脑神经疾病，可能是督脉的病了。根据上面的文献论述看来，督脉似与妇科的关系不大，但太冲脉包括督冲任，故其与妇科的关系还是重要的。

（二）任脉

关于任脉的起止，《内经》和《难经》的记载相一致。《素问·骨空论》：任脉者，起于中极之下，以上毛际，循腹里，上关元，至咽喉，"……上颐循面入目。"任脉所表现的病证，在《素问·骨空论》和《难经·二十九难》中的记载相同："任脉为病，男子内结七疝，女子带下（白带）瘕聚。"《素问》以冲、狐、癥、厥、瘕、溃、癃为七疝；《丹溪心法》和《儒门事亲》以寒、水、筋、血、气、狐、溃为七疝；马莳以心、肝、脾、肺、肾、狐、癥为七疝，古今说法不一。《脉经》说："任脉动，苦少腹绕脐下引横骨阴中切痛，取关元治之。"

据上面的文献记载，任脉所表现的症状，除男子的七疝外，还包括了某些肠道病、膀胱病和生殖器病、及女子的带下。瘕聚加上"少腹绕脐下引横骨阴中切痛"，这也包括了子宫和阴道的病变。因为任脉起于胞中，任主胞胎，故任脉病属子宫部分的范围为多，是局限于脐下和毛际上部分的疾病。至于从脐上至承浆还属任脉病，大抵要包括消化系统和呼吸系统的疾病。如《素问·气穴论》说："背与心相控痛，所治天突与十椎及上纪。"天突是胸骨上缘，上纪是胃脘部，背与心相控而痛，实际就是胃病。《灵枢》说："缺盆之中，任脉也，名曰天突。"《素问·骨空论》说："上气有音者，治其喉中央，在缺盆中……"上气有音者，是呼吸道的病变，为咳嗽喘逆症。

（三）冲脉

《难经·二十九难》说："冲之为病，气逆而里急。"《诸病源候论》说："肾气不足，伤于冲脉，故逆气而里急。"《素问·举痛论》说："寒气客于冲脉，冲脉起于关元（病起于此），随腹直上，寒气客则脉不通，脉不通则气因之（气亦不通），故喘动应手矣（逆气里急）。"《灵枢·卫

巴蜀名医遗珍系列丛书

气》说："腹有气街……与冲脉下脐左右之动脉者……所治者，头痛眩仆，腹痛中满暴胀，及有新积。痛可移者，易已；积不痛，难已也。"《脉经》说："冲脉也，动苦少腹痛，上抢心，有瘕疝遗溺，胁支满，烦，女子绝孕……冲脉腹有寒气也。"

按：气逆里急，癥瘕积聚之病候，概为冲病。冲之为病，逆气而里急上冲，燥热咳唾，手足厥冷；逆气从少腹上冲胸胺，咽燥面热，小便难持。若在暑月，病甚时四肢如火或如冰，心烦喘动应手。凡逆气里急所表现症状，如呼吸困难、肾气不纳等，古人都以任冲并论。所以，《素问·上古大真论》关于月经生理方面，就有"任脉通，太冲脉盛，月事以时下"之说。又说："任脉、冲脉，皆奇经脉也。肾气全盛，冲任流通，经血渐盈，应时而下，冲为血海，任主胞胎，二者相资，故能有子。"

关于这方面的记载，可以了解冲任之脉。如《洁古家珍》说："任者妊也，为阴脉之妊养。"《十四经发挥》说："任之为妊也，为妇人生养之本。"古人更认识到女子无须是与冲任有关。因此，后世有关月经和胎产多责之冲任了。总之，冲脉含义是广泛的，近人李聪甫说："冲脉包括卵巢和输卵管部分，卵巢和输卵管分置小腹两旁，适当骨盆壁侧，正符合气冲，在鼠蹊上一寸，为冲脉的起点。"这些看法，值得考虑，应作进一步研究。

（四）带脉

《难经·二十九难》说："带脉为病，腹满，腰溶溶如坐水中。"《难经古义注》："带脉者，在季胁而横束诸脉，故有病焉，则弛纵而腰间溶溶；其经系足少阳，故阴中之阳失其守，则气少如坐水中。"吕博《玉匮针经》则说："腹缓，故令腰溶溶也。"

带脉为病，表现两方面：

1.腰部痛：《脉经》说："带脉为病，左右绕脐脊痛。"所谓腰脊痛，和腰溶溶如坐水中，即为腰部弛缓重着的现象，近似《金匮要略》中的肾著病：其人身体重，腰中冷如坐水中，形如水状，反不渴，小便自利，饮食如故，病属下焦，身劳汗出衣裹冷温，久久得之，腰以下冷痛，腰间如带五千钱者，甘姜苓术汤主之。

2.带下病：带下当带脉为病得名。《洁古家珍》说："诸经上下，往来移热于带脉之间，客热郁热，白物满溢，随溲而下，绵绵不绝，是为白带。"《素问·痿论》说："思想无穷，所愿不得，入房太盛，发为筋痿及白淫。"白淫即白色黏液，如精之状，从女子阴道中绵绵而下。一般所称的白带，是女性生殖器病。这也说明带脉与生殖的关系，凡有严重白带病的妇人，往往会影响生育。按古人所论带脉病，是综合性的，不仅仅指带下症，如妇人小腹痛、里急后重、癥瘕、月事不调、赤白带下、左右绕脐腰脊痛冲心腹等范围。说明带下病就包括了腰部疾病、生殖器疾病、与月经相互影响的疾病，及由带下病引起的冲心证。

（五）冲任二脉与月经

《证治准绳》说："冲为血海，任主胞胎，二脉流通，经血渐盈。"此亦本诸经之旨，尝考奇经八脉，关涉于妇科疾病和胎产者固多，而导致月经的形成，则仅冲任二脉而已，其主要的动力则为肾气。《难经》说："肾间动气，为人生生命之本。"按阴气足则月经通，一有不调则失其常度。《内经》说："女子七岁肾气盛，齿更发长；二七而天癸至，任脉通，太冲脉盛，月事以时下，故有子……任脉虚，太冲脉衰少，天癸竭，地道不通，故形坏而无子也。"肾气支配冲任动力减退，影响气血，故形态憔悴。由此可知，冲任二脉与月经的形成是有密切关系的。

巴蜀名医遗珍系列丛书

古人论月经应期的问题，是以后天的阴气为天癸。阴气即肾气，天指天真之气，癸为壬癸之水。后世医家多指天癸即月经者，非是。如《妇科经论》引陈良甫语："天真之降，故曰天癸，常以三旬一见，以月盈则亏，不失其期，故名曰'月信'。"就是《素问答》亦以月事为天癸："女子之'天癸'为血，然则男子之'天癸'岂亦为血而有月事乎，揆诸生理实有未当。盖'天癸'为人体发育形成的重要物资，对于推动月经有主导作用，而与功能复杂的冲任是息息相关，缺一不可的。"

　　假如女子七岁，肾气当盛而不盛（性机能发育受到影响），到十四岁就不会有"天癸至，任脉通，太冲脉盛，月事以时下"的正常生理现象。若非迟经的问题，或者生理缺陷的问题，就是潜伏疾病，其理至明。月经与天癸，是不能混为一谈的。清代医生对此问题多已认识。如沈尧封以天癸为女精，虽理由抽象，但已知天癸与月经为截然两事；俞东扶著《古今医案》，他认为，"天癸是血与精以外的别为一物"；徐亚枝认为，"天癸是肾水的本体"，即肾藏真阴（分泌物）。这些都是进步的认识。（表1）

表1　奇经八脉的起止与症状

脉次	脉名	起止	症状
1	冲脉	起于气冲，并少阴肾经夹脐上行，至胸中而散	逆气里急
2	任脉	起于会阴，络阴部，上毛际，由腹至喉，循面入目	女子带下瘕聚、男子七疝
3	督脉	起于会阴，由长强贯脊，上至脑，入百会、鼻柱、人中，会任脉	内主癫痔、外邪、脊强反折
4	带脉	起于季肋下1～8寸之胆经穴，环腰一周，有如束带	月经不调、赤白带下

脉次	脉名	起止	症状
5	阳维	起于足太阳膀胱经，会于手太阳小肠经，络于阳跷	下肢不仁、肌肉麻痹
6	阴维	起于足少阴肾经，至足厥阴肝经，与任脉会于头	阴痛、胸胁痛
7	阳跷	起于足跟，循外踝上入风池，本太阳之别，循胸络头	僵仆偏枯（近似血管硬化）
8	阴跷	起于跟中，经阴部循胸至咽，交冲脉，本太阴之别	少腹痛、漏下

第四章　妇科与脏腑及各科的关系

《素问·阴阳别论》：“二阳之病发心脾，有不得隐曲，女子不月，其传为风消，其传为息贲者，死不治。”以《内经》含义来说，古人对妇科疾病与脏腑相互之间的影响是很重要的，因病本于二阳，而发于心脾，致使人体气血虚损，产生虚热，是病程推进的结果，则体液消耗，致使火盛烁金，损伤肺气，心志抑郁（隐曲不遂所思），形成经闭和虚劳的征象，终至预后不良。说明古人对病理的观察，已明了到某一脏腑有病，足以影响其他的脏腑。在诊断和治疗上，虽以辨证论治为基本依据，但必须明确以整体观为出发点。这可以从各家对脏腑与其他各方面关系的认识上来相互印证：

一、《古今图书集成医部全录》说：“二阳者，手阳明大肠经、足阳明胃经也。夫人之精血，由胃府水谷之所资生，脾主为胃行其精液，二阳病则中焦之汁竭，无以奉心神而化赤，则血虚矣。水谷之精，脾无转输于五脏，则肾无所藏，而精虚矣。男子无精，则不得为隐曲之事；女子无血，则月事不得以时下矣。此病本于二阳，而发于心脾也。精血两虚，则热盛而生风；风热交炽，则津液愈消矣。火热灼金，而传为喘急息肩者，死不治。盖胃乃津液之生原，肺乃津液之化原也。”

二、《医经溯洄集》说：“二阳，足阳明、手阳明经也，胃肠病，心脾受之，发于心脾，犹言延及心脾也。虽然脾与胃和，胃病而及于脾，理固宜矣。大肠于心本非合也，以大肠而及于心何哉？盖胃为受纳之府，大肠为转化之府，食物入胃，浊气归心；饮入于胃，输精于脾者，以胃之能纳，大肠之能化耳。肠胃既病，则不能受、不能化，心脾何所资？心脾既无所资，则无以运化而生精血。故肠有病，心脾受之，则男子为少精，女子为不月。"

三、《薛氏医案》说："食入胃，游溢精，上输于脾，脾气散精，上归于肺，通调水道，下输膀胱，水精四布，五经并行。东垣所谓脾为生化之源，心统诸经之血，诚哉，斯言也。心脾和平，则经候如常；或七情内伤，六淫外侵，饮食失节，起居失宜，脾胃虚损，心火妄动，则月事不调矣。"

我认为诸家之说，对《内经》整体论治的精神，可谓阐发无遗，但以理解二阳之病多侧重心脾，未免失之机械。因心脾亦足以波及二阳，应从机体相互关系上寻找主要病因，进行辨证论治，才比较妥当。如患肺痨病，足以影响胃纳，而使其脾气衰减，既患慢性肠胃病，亦足以减低体力，而易于感染或诱发肺痨，这都属于临床经常所见的病例。古人限于时代，往往倒果为因，当不乏其例，但从整体论治的精神，其成就是巨大的。如肠胃有病，也会影响到妇科病；或因妇科病，也能引起胃肠及泌尿系统病；如本为泌尿系统病，也可形成妇科疾病的病例等。在治疗方面，一贯是注意整体的关系。调经反映在各种不同的方法中，如血热妄行、气不摄血、通则不痛、痛则不通、气郁血滞、湿热下迫、风冷外袭、病在下取之于上等法则的产生，概为本之整体观而创获的规矩权衡。除此之外，更宜参考现代妇产科学，对中医妇科辨证论治更有帮助。中医古代文献所论冲任的功能，以及手太阳小肠、手少阴心为表里，"上为乳汁，下为月水"之说，是具有科学道理的，是值得珍惜和发扬的。

第五章　妇科辨治大要

一、妇科辨证四大纲

人体脏腑经络气血的活动，男女基本相同。妇女由于有生育子女的特点，在解剖上有胞宫（子宫），在生理上有月经、胎孕、产育和哺乳等，因此，妇女的脏腑经络气血的活动，与男子又有不同之处。妇女疾病，除一般内科、外科等类疾病与男子相同外，在病因学、病理学及辨证论治方面，均与男子不同。

中医临床辨证论治，主要为四诊八纲。八纲中，阴阳为纲中之纲，重在辨病属于阴证或阳证。而妇科辨证，要点为寒、热、虚、实四纲。以月经病为例，月经先期多属血热，月经后期多属寒证。经前腹痛，喜热熨喜按，多为虚寒；经期腹痛，拒按，多湿热。（表2）

表2　妇科四大纲证治简表

证型	辨证论治			
	主证	特征	兼（变）证	方选
寒	面色萎黄、欲吐，口不渴。舌质淡嫩，苔滑而湿润或无苔，脉沉细迟缓无力	喜热饮，热熨，喜按。手足厥冷，经行后期，色暗，唾液多		温经汤、大温经汤、温经摄血汤、过期饮
热	神气充实，面唇红。苔粗而干黄或干黑，脉浮数兼急有力	喜冷恶热，手足温，腹痛拒按，经色多紫，经行先期	血色紫黑，量多质稠	知柏四物汤、先期饮

続表

证型	辨证论治			
	主证	特征	兼（变）证	方选
虚	气血衰减，营养不良，四肢倦怠。舌质淡嫩，苔薄，脉细小微弱	形寒厥冷，腹痛喜按，经色淡，经行后期	血虚、气虚、气血俱虚	归脾汤、加味补中益气汤、当归补血汤、人参养营汤
实	气血充盛，面唇红。小便短赤，大便结。苔厚腻，兼灰黑，脉弦数	腹痛拒按，经色紫，有血块及腐臭气	偏瘀、偏热、火旺血热	桃仁承气汤、血府逐瘀汤、清经汤、两地汤

二、妇科治疗六大法

（一）温法

温法常用于寒性病，即所谓寒者热之。如腹痛喜按、手足厥冷、脉象沉伏微迟等症，均可采用。温法又有兴奋作用，如阳虚自汗，形寒气短，声微肢软体怠，性欲减退等症，都需用温法。妇科温法，多温脾、温肾、温宫。温法总则是温化、通阳、散寒。

（二）清法

清法常用于温热病，即所谓热者寒之。清法也包括镇痉和解毒。肝阳旺盛或肝火上扰所引起的头晕目眩症，用清肝方剂即能息风镇痛。温毒病，用清热凉营法，可解毒。因湿热蕴结下焦而致的盆腔炎、子宫内膜炎、宫颈炎等，可用清解下焦湿热的银甲丸为主加减治疗而奏效。但肝肾阴虚引起的肝阳上亢、食欲不振、目眩头胀等，必须柔肝清热，兼治上焦而顾中焦。清法总则是清血热、息风润燥。

（三）攻法

本法在内科用于攻下，在妇科主要用于攻坚、消积、化瘀、如子宫肌瘤、宫外孕、卵巢囊肿、乳腺瘤、瘀血凝结的包块、堕胎等都采用本法。攻法总则是通瘀，破结。

（四）补法

滋补机体，从而消除一切衰弱证候的方法叫补法，即所谓虚者补之。具体治法，又分补气、益精、安神、生津液等方面。

1. 温补：用于阳虚，又称补火。

2. 清补：用于阴虚，又称补水。

3. 平补：用于一般虚弱证。

妇科中如果要补气血、补脾肾、补肝肾，则用温补。如果滋养肝肾，则用清补。补法又可配用固涩法。如大汗不止、吐血不止、妇女血崩、白带过多等症，应用补法，并需固涩。妇科补法，总则是补气血、益肾水。

（五）消法

本法主要是消导，用于胃肠阻滞、食积内阻、脘腹胀满等症。其次是软坚，用于瘀血凝结成形的症状，如癥瘕积聚、乳核等，因其来也渐，其去也缓，用攻法不能一气荡尽，需缓化图功。消法比攻法和缓，又有消痰、涤痰、豁痰作用，往往因痰湿气阻引起的停经可用消法治疗。但消法不宜用于体质极虚者和急性病。

（六）和法

和法寓和解之意。病在表可汗，病在里可下，半表半里就须用和解的方剂来治。和法在妇科多用于调和肝脾，治月经不调。妊娠妇女，胸部痞满，嘈杂呕吐，痰热受阻，可用辛开苦降法。和法范围较广，总则

是调气血，柔肝养肾、运脾。（表3）

表3 六大法治疗方剂简表

六大法	治法	方剂
温法	温化散寒	金匮肾气丸、附子理中汤、温经汤
清法	清血热，息风，润燥	三黄石膏汤、犀角地黄汤、清风羚羊角散，兼燥用一贯煎
攻法	通瘀破积	承气汤、血府逐瘀汤、大黄䗪虫丸、化癥回生丹
补法	补气血，益肾水	四君子汤、补中益气汤、归脾汤、六味地黄丸、十全大补汤、人参养营丸、补水一贯煎、补火地黄饮子
消法	消痰化气	景岳竹茹汤、蠲饮六神汤、香砂六君子汤、金沸草散
和法	调气血，柔肝和脾	加味逍遥散、滋水清肝饮、越鞠丸

下篇 | 各论

第一章　月经疾病

第一节　概　论

《素问·上古天真论》说："女子……二七而天癸至，任脉通，太冲脉盛，月事以时下，故有子……七七任脉虚，太冲脉衰少，天癸竭，地道不通，故形坏而无子也。"注家有以天癸为月经者，实属非是，因下文男子亦有天癸，足见天癸并非月经，是肾中所藏之精。以现代医学解释天癸，当指与生殖有关的各种内分泌激素。所以女子十四岁左右，各种有关的内分泌腺，尤其是卵巢发育健全，已能排卵，开始行月经，具备受孕的条件；到了四十九岁左右，生殖器官退化萎缩，卵巢停止排卵，就绝经，故曰"天癸竭，形坏而无子也"。至于"冲脉"，有所谓为大动脉；"任脉"，有所谓输卵管即为任脉之一部分；亦有谓"太冲""任脉"皆属内分泌。我认为，妇科学上的冲任二脉是指与生殖有关的组织系统，而不是指某一具体器官。

总之，两千多年前的古典医籍，对月经形成的机理、受孕的机理、生殖系统的发育过程，都作了细致描述，为现存关于女子月经最早的记载，对后世妇科学影响很大。后世关于月经生理、生殖，都是在此基础上发展的。

女子月经，通常以四周（28天）左右行经一次，每月一次，故名月经；又名月信，即每月按时而来，很守信用之意。如有月经超前或退后或先后错杂、经来腹痛（痛经）、或淋沥不断（漏）、或血大下不止（崩）、或经期停止（经闭）等，皆属月经疾病。

巴蜀名医遗珍系列丛书

月经或先期，或后期，或先后错杂，皆称月经不调。古人治疗妇科疾病，首先重视调经。月经不调的原因虽各异其词，但其主旨实大同而小异。如宋代许叔微著《证类普济本事方》认为，月经不调的原因：一为阴气胜阳，则胞寒气冷，血不运行，故令乍少而在月后，或断绝不行；一为阳气胜阴，则血气散溢，故令乍多而在月前，或一月数下。其治法，"当别其阴阳，调其气血，使不相乖，以平为期"。《济生方》说："百病皆生于气。经有所谓七气，有所谓九气。喜、怒、忧、思、悲、恐、惊者，七气也。七情以外，益之以寒热二证，而为九气。气之为病，男子妇人皆有之，唯妇人血气为患尤甚。盖人体血随气行，气一变滞，则血与气并，或月事不调，心腹作痛；或月事将行，淋沥不断，心腹作痛；月事已行，预先作痛。"所以，许氏主张调经以抑气。《薛氏医案》主张补脾和胃，生血以调经。而明代方约之著《丹溪心法附余》，他主张气血兼重，说："妇人经病，有月候不调者，有月候不通者。然不调不通之中，有兼疼痛者，有兼发热者，此分为四也。然四者，若细推之，不调之中有赶前者，有退后者，则赶前为热，退后为虚也。不通之中有血滞者，有血枯者；对血滞宜破，血枯宜补也。疼痛之中，有时常作痛者，有经前经后作痛者，则时常与经前为血积，经后为血虚也。发热之中，有滞时发热者，有经行发热者，则滞时为血虚有积，经行为血虚有热也。此又分为八也。大抵妇人经病，内因忧思忿怒，外因饮冷形寒。盖人之气血周流，忽因忧思忿怒所触，则郁结不行；人之经前产后，忽遇饮冷形寒，则恶露不尽。此经候不调不通，作痛发热之所由也。大抵气行血行，气止血止。故治血病，以行气为先，香附之类是也；热则流通，寒则凝结，故治血病，以热药为佐，肉桂之类是也。"一般以月经先期为热，后期为寒，但亦有特殊者。如清代程钟龄著《医学心悟》说:"方书以趱前为热,退后为寒,其理近似,然亦不可尽拘也。假如脏腑空虚,经水淋沥不断,频频数见,岂可便断为热?又如内热血枯,经脉迟滞不来,岂可便断为寒?必须察其兼证。如果脉数内热,唇焦口燥,畏热喜冷,斯为有热;如果脉迟,唇淡口和,喜热畏寒,斯为有寒。阳脏阴脏,于斯而别。再问,经来血多色鲜者,血有余也;血少色淡者,血不足也;将行而腹痛拒按者,气滞血凝也;将行而腹痛喜按者,气虚血少也。"以上论述,符合妇科临床实际情况,具有指导意义。我认为月经不调的辨证,不外寒、热、虚、实、气、血六个方面,其关键应根据月经的期、量、色、质,并结合病人的身体情况进行综合分析,确定其证型,再据证遣方。

第二节 月经先期

一、概说

月经以 28 天为正常,少至 21 天,多至 35 天,每月成习惯,无他病者,亦为正常。其有按月超前而至,身体感到不适者,称为月经先期。经行先期的原因,宋人王贶著《全生指迷方》中说:"经者,常候也,谓候其一身之阴阳愆伏,知其安危,故每月一至,太过不及皆谓不调。阳太过则先期而至,阴不及则后时而来。"《丹溪心法》说:"经水不及期来者,血热也。"《薛氏医案》说:"先期而至,有脾经血燥,血郁,肝经怒火,或血分有热及劳役火动者。"赵养葵著《赵氏医贯》说:"经水先期而来者火也,半月或十日而来,且绵延不止者,属气虚。"《医宗金鉴》说:"经来或前或后,谓之愆期,经来前赶不满三旬属血热。若下血多,色深红而浊,则为有余之热;若下血少,血浅淡而清,为不足之热。"清代严鸿志著《女科医案选粹》中说："因不慎口腹，过食辛热，火伏冲任，致成经速过多之候；或因血虚肝旺，木火妄动，致经速频行，行则不多之候。"近人张山雷在《沈氏女科辑要笺正》一书中说："先期有火，后期火衰，是固有之，然特其一端耳。如虚不摄血，则无火亦必先期，或血液渐枯，则虽有火，亦多后期。"

前人论述先期行经，多属血热阳盛，火伏冲任，固属事实。但以人体禀赋不同，受病各异，是亦不可尽泥。如先期出血量过多者，其因素当责之冲任紊乱；或有心脾肾病变，或肿瘤等疾出现时，亦有先期多量症状。甚至有先后无定期者，属肝经积郁。自不可强以期前为阳过，期后为寒，为阴不及也，应依据证情的转变，从而辨证论治，庶不致误。

总的来说，月经先期量多者，为水火俱旺；先期量少者，为火旺而阴水枯竭。其后期量少者，固属血寒不足；后期量多者，则属血寒有余。因此，月经先期后期，在症状和治疗上自有所不同，而病因和症状相似，尤当详为辨别。月经先期，据临床辨证，有阴虚火旺者，有因血热者，有因血燥者，有因气郁者，有因气虚者等种种证型。

二、分型论治

（一）阴虚火旺型

主症：月经先期，经来色鲜红，或紫或量多。脉滑或滑数，苔薄质红而嫩或薄白，舌尖有红点。

治则：滋阴降火调经。

方剂：六味地黄汤（《类证钱氏小儿方诀》）。

细生地 12g　粉丹皮 5g　泽泻 6g　枣皮 3g　怀山药 9g　茯苓 6g

用药心得：本方为滋阴的祖方，系宋代名医钱仲阳据金匮肾气丸减桂附而成。方中生地滋补肾阴，凉血生津；佐泽泻通水道，宣泄肾浊。用山药健脾固肾；佐茯苓淡渗脾湿，收敛虚火；佐丹皮活血凉血，防止血凝。如此补中有泻，寓泻于补，有开有合，三阴并治，共起滋阴降火的作用。

（二）血热型

主症：月经先期，经量过多，血色鲜红或绛紫。脉洪大或滑数，苔黄质红或绛。

治则：清热凉血调经。

方剂：先期汤（《证治准绳》）。

当归 6g　白芍 6g　生地 6g　黄柏 3g　知母 3g　黄芩 2g　黄连 2g　川芎 2g　阿胶 2g　艾叶 2g　香附 2g　甘草 2g

用药心得：本方中用艾叶、阿胶、川芎、当归、芍药、地黄、甘草等，是《金匮要略》上有名的胶艾汤，专治崩漏下血。艾叶配阿胶，既能生血止血，又防止阿胶留瘀为患。四物汤加香附，主要用以调经，芩、连、知、柏入血，以清血热。整个处方主要起清热凉血调经的作用，所以适用于血分实热之月经先期。我用此方时，常以丹皮易川芎，槟榔易香附，并加入旱莲草、茅根，以增凉血止血的功效。

（三）血燥型

主症：自觉皮肤发热，肢体作痛，怔忡心烦。脉弦数，苔白黄，舌质红。

治则：疏肝解郁，养血润燥。

方剂：丹栀逍遥散（《女科证治准绳》）。

当归 6g　白芍 6g　茯苓 6g　白术 6g　柴胡 5g　甘草 3g　丹皮 5g　山栀子 5g

用药心得：本方既能养血疏肝，又能和血清热，是调经的效方。柴胡疏肝解郁，使郁热散发，不致化燥耗血，是本方主药。当归、白芍养血调肝，白术、茯苓、甘草健脾益气，丹皮、栀子清血分之燥热。妇女因忧郁而致血热，因血热而致血燥，因血燥则迫血妄行，而经行先期、量多色红、两胁痛、心烦梦多、头昏发热者，用此方最为适合。我用此方时，常加生地、茅根，以增凉血润燥的功效。

（四）气郁型

主症： 经量时多时少，经行不畅，胸闷腹胀，嗳气吞酸，少腹胀痛。脉弦缓，苔白腻而厚，舌质淡红起粒。

治则： 疏肝解郁。

方剂： 越鞠丸（《丹溪心法》）。

香附 60g　苍术 60g　川芎 60g　栀子 45g　神曲 45g

细研为末，水泛为丸。或用十分之一量，改为煎剂。

用药心得： 本方又名芎术丸，是朱丹溪治疗因气郁、血郁、痰郁、湿郁、食郁、火郁而见到胸膈痞闷、泛酸呕吐、饮食不消等症状的方剂。方用辛温芳香的香附开气，苍术醒脾燥湿，川芎活血调血郁，栀子泻肝火、解火邪，神曲健脾去积消食。痰由郁生，郁解痰除，五味相伍而能统治其郁。但本方主要作用是开气郁，因气郁一开，其郁自解。我用本方时，常加柴胡，以增疏肝解郁的功效。月经量多者，栀子宜炒，川芎用量宜少。

（五）气虚型

主症： 气虚气短，气急气喘，头痛体倦，心烦，食少无味。月经量多，色淡质薄，脉大而虚，苔薄质淡。

治则： 补气调血。

方剂： 补中益气汤（《东垣十书》）。

黄芪 15g　人参 2g　甘草 2g　当归 3g　升麻 3g　柴胡 2g　生姜 3 片　大枣 2 枚

用药心得：本方是李东垣著名的方剂之一。治疗时双管齐下，一面补中益气，一面升阳举陷。重用黄芪益中气，升清阳，为主药。人参、甘草、白术辅助黄芪补中益气，有提高补中益气的作用。升麻升举脾阳，柴胡助其升举。全方治妇科病中因血虚不摄血而致的月经先期，经量多、崩漏等最为适宜。治子宫下垂，黄芪、升麻剂量宜加重。

以上所举证型，是对典型证候而言。一则便于初学者掌握，二则便于探索其规律。在妇科临床实践中，症状典型者固然可见，但不典型者尤为居多。因此，临证诊治时，全在将上述原则灵活运用，而不可拘泥于一方一法。兹举个人及古人的验案以示读者灵机活法。

三、验案举例

（一）月经先期案

刘某，女，30 岁，住河南夏邑县王集公社某大队。

第一诊：1974 年 4 月 23 日。

症状：教学及家务烦劳，饮食渐差，腹胀胸闷，月经先期，量多期长，色淡带下，腥臭如脓，少腹长期疼痛。每次行经往往超前在十日以上。肢体倦怠，面色㿠白，舌质淡红，脉迟缓，心累，动辄悸动。

诊断：月经先期，量多带下。

辨证：心脾气虚，湿热蕴结下焦，冲任失固。

治则：益气清湿，佐以调冲。

处方：

潞党参 60g　鸡血藤 18g　生黄芪 60g　桑寄生 15g　菟丝子

15g　仙鹤草 60g　夏枯草 30g　蒲黄炭 10g　血余炭 10g　红藤 24g　蒲公英 24g　鱼腥草 24g　琥珀末 6g　槟榔 6g　炒北五味 12g　桂圆肉 24g　鸡内金 10g　广藿香 6g　山楂 10g

一周 6 剂，连服两周。

疗效：血止带少。

第二诊：5 月 15 日。

症状：服上方 6 剂后，经血渐止，但仍淋沥，白带减少，少腹痛缓，略显隐痛，精力好转，食欲渐增，胸闷消失，心累减轻。上课时不感气紧。

诊断：苔薄白，舌质淡红，脉缓。

处方：照初诊方酌减。

潞党参 30g　鸡血藤 18g　生黄芪 60g　桑寄生 30g　仙鹤草 30g　地榆炭 10g　红藤 24g　蒲公英 24g　槟榔 6g　炒北五味 12g　广藿香 6g

一周 6 剂，连服两周。

患者说：曾经某医院检查，诊断为盆腔炎。因此，同时服自制王氏银甲丸。

疗效：病情好转，略有带下。

第三诊：6 月 2 日。

服上方 12 剂后（同时服银甲丸），精力恢复正常，阴血全止。但尚微有白带，已无腥味。患者商量停药，许之。给银甲丸四瓶，连服两月后，观察疗效。

至 8 月 10 日，患者因风湿关节炎再发就诊。问其月经情况，她说：自停药后，已按期行经两次，经量正常，银甲丸服完后，再经原医院检查，盆腔炎已痊愈。

按：本证属气虚脾弱，统摄无权，又兼湿热蕴结下焦（某医院查有盆腔炎），系月经先期量多案。前后历时三个月治愈。

本方从补中益气汤脱胎而出，方中参芪重，益气生血，鸡内金、山楂健脾，仙鹤草合夏枯草起止血作用。特别是夏枯草有降压作用和抗菌作用，患妇科病兼带下具有炎性者，或肾虚肝旺者，都可配用。五味子是生脉散中要药，合鸡血藤、桂圆肉调节心衰极佳。银甲丸对肾炎、肾盂肾炎、盆腔炎、膀胱炎等颇有疗效，凡有脓性带下者，都可应用。一般说，月经先期属热，后期属寒，但并不尽然。因先期也有血热气虚、肝郁之不同，后期也有血虚而寒、血虚气郁之异，参考程钟龄《医学心悟》即可明了。凡先期月经过多，或期长不止，色淡质清，气短心悸，四肢无力，舌质淡红，苔薄白而润，脉象缓弱等均属气虚下陷，冲任失固。由于本证又兼夹炎性带下，而形成气虚夹湿。月经先期量多症治湿不妥，最易拖延成持久的带下症。先期有热，后期有寒，固然有之，如虚不能摄，冲任失固，虽无热亦见先期，如上述病例。或气血渐衰，或阴虚阳旺及结核病人，两颧发赤，则虽有火象，亦必后期，一贯煎、滋水清肝饮都可以酌情选用。王孟英著《潜斋医学丛书》说："妇人之病，虽以调经为先，第人禀不同，亦如其面，有终身月汛不齐而善于生育，有月经极准而不受孕者，雄于女科。"始知古人之论不可尽泥，无妄之药不可妄投。诚然如此，值得参考，究竟孟英离世约150年了，他不明排卵与精子的道理，此限于时代，岂可责哉。

（二）月经先期案

谢某，女，25 岁，成都某信箱工作。

第一诊：1977 年 10 月 7 日。

症状：月经先期已三个月。三个月来，每次月经提前一周以上。近两个月，每月来两次月经，中间只间隔 9 天。曾服中西药均无效，病人很苦恼。时觉胸闷，经色暗红，量一般，脸色青黄，脉弦滑，舌尖红，苔少。

诊断：月经先期。

辨证：阴虚血热，冲任不固。

治则：养阴清热，调固冲任。

自制方：

地骨皮 12g　白芍 12g　生地 15g　当归 10g　丹皮 10g　白薇 10g　菟丝子 15g　桑寄生 15g　鸡血藤 18g　瓜蒌皮 15g　薤白 12g　制香附 10g　生谷芽 24g　益母草 24g

疗效：服 3 剂后，胸闷已解，月经按期而至。

第二诊：12 月 1 日。

症状：月经颜色深，白带多，乏力，纳差，脉弦滑，舌质淡，无苔。

辨证：血虚有热，脾虚湿困。

治则：益气固冲，清热除湿。

自制方：

党参 24g　茯苓 12g　白术 12g　白芍 12g　鸡血藤 18g　女贞子 15g　旱莲草 15g　益母草 24g　地骨皮 12g　丹皮 10g　红藤 24g　蒲公英 24g　椿根皮 10g　琥珀末 6g

疗效：服药 4 剂后，月经正常，白带减少，饮食增加，自觉精神很好，颜面气色正常。

按：本例证属阴虚血热，冲任不固。治以养阴清热，调固冲任。方中地骨皮、生地、丹皮、白薇清热凉血；当归、白芍、鸡血藤养血柔肝；菟丝子、桑寄生补肝肾，固冲任；香附、薤白、瓜蒌皮理气散结，治其胸闷。服药，月经正常后，又出现血热、气虚夹湿等证，故停用前方，改用益气固冲、清热除湿法。用党参、茯苓、白术益气健脾；白芍、鸡血藤、女贞、旱莲、益母草固冲调经；地骨皮、丹皮、红藤、蒲公英、椿根皮、琥珀末清热除湿。

（三）月经先期案

肖某，女，25 岁，某信箱职工。

第一诊：1978 年 3 月 29 日。

症状： 月经先期已三个月，每次提前十多天。这次一月来两次，经色红，量一般。并见头昏眼花，黄白带下，少腹两侧疼痛，大便少。脉滑，舌质红。

诊断： 月经先期，带下。

辨证： 血热肝旺，湿热下注。

治则： 清热干肝，佐以祛湿。

自制方：

丹皮 10g　地骨皮 12g　生地 12g　白芍 15g　益母草 24g　刺蒺藜 18g　桑葚 12g　桔梗 10g　夏枯草 24g　蒲公英 24g　琥珀末 6g　山药 20g　槟榔 6g

一周 6 剂，连服两周。

疗效： 服药 8 剂，月经仅提前 4 天，已属正常。

第二诊：4 月 19 日。

症状： 服上方后，月经基本正常，少腹头痛均好转。现几天一次大便，并干燥，白带仍有，经前腹胀痛、下坠，乏力。脉弱，舌淡红。

巴蜀名医遗珍系列丛书

治则：益气润肠，理气祛湿。

自制方：

党参24g　生黄芪30g　鸡血藤18g　桑寄生15g　菟丝子15g　火麻仁24g　郁李仁10g　柴胡10g　厚朴10g　红藤24g　蒲公英24g　益母草24g　琥珀末6g　山药20g

服8剂。

疗效：服药后，效果好，月经完全正常，余无不适。

（四）月经先期案

粟某，女，40岁，成都某信箱干部。

第一诊：1977年11月10日。

症状：月经先期而至，经色污暗有块，经行不畅，腹痛拒按，黄白带下。妇科检查有附件炎，腰酸腿软，已半年余。脉双尺弱，舌质深红。

诊断：月经先期，带下。

辨证：肾虚血热，兼夹湿邪。

治则：补肾调冲，凉血和血，佐以祛湿。

自制方：

桑寄生15g　菟丝子15g　续断30g　丹皮9g　地骨皮12g　当归12g　益母草24g　延胡索9g　五灵脂12g　制香附9g　羌活3g　红藤24g　蒲公英24g　琥珀末6g　山楂9g　神曲9g

疗效：嘱咐病人服6剂后，再来诊治换处方。患者服本方后效果好，则连服12剂。并称服药后，每月月经按期而来，白带减少。经妇科复查，炎证已愈。腹痛也好转。

附：陆养愚治经行先期及痞块脾泄案

茅鹿门三夫人，经期参前，腹中有块升动，有时作痛作胀，大便不实，脾胃不和。其脉人迎大于气口两倍。茅公谓陆养愚曰："小妾腹块胀痛，屡服消导及养血之药而反剧，何也?"陆曰："服消导药。"答曰："轻则枳实、枳壳、木香、蔻仁，重则槟榔、棱、莪，俱以养血药佐之，药颇中和，而病则日甚一日。"陆曰："尊宠之脉，左盛于右，气不足血有余，今反重以破气之药，而佐以滋荣之品，不唯诛伐无过，且损不足而益有余，欲其病之不剧得乎。"因用人参、白术、茯苓、陈皮、干姜、大枣以益其气，用消痞丸以祛血中之瘀。方用醋炒香附120g，醋炒延胡索45g，归尾60g，川芎、红花、桃仁研如泥，海石、瓦楞子火煅醋淬，各30g，打面糊为丸，与前煎剂相间服，丸药未半，而痞失矣，大便结变，经水如期。

卢绍菴曰：月候先期，腹中有块，乃是血病也，恒服养血行气之药，日甚一日，医技穷矣。先生反用补气而病除，以其右脉弱于左也，先生脉理得报和心法。（《女科医案选粹》）

渭川评析：本病从症状探讨，是虚中夹实。虚指气虚，实指血瘀。治则是补其气虚，攻其血瘀。陆养愚治法良效。但从人迎气口来辨证气虚，由于含义太深，极不便初学，在辨证方面，应以脉象结合症状比较实际。从历代医案中来看，有一手无脉之例者甚多，治病时只凭一脉，并不影响健康。若谓人迎于气口两倍，未免夸大。诚然左右脉有些人并不一致，但仅分弦数而已。实际临床上并无左手150次，右脉50次的病例可征。至于人迎，原本结喉旁两侧颈总动脉处，也就是左手寸脉的别称；气口，即两手寸脉的部位。右寸口属于太阴肺经脉的动脉。肺主气，肺的经脉起于中焦脾胃，脾胃为脏腑气血营养的来源，所以全身脏腑经脉，气血和冲任的情况，可以从寸口体现出来，是属于辨证切法的原则。

叶天士治疗经行先期，由于气郁血滞案

张氏妇，年29岁。经先期色变，肤腠刺痛无定所，晨泄不爽利。从来不生育，由情怀少欢悦，多愁闷郁，则周行之气血不通，而脉络间亦致间断蒙痹。例以通济。主川芎、当归、肉桂、生艾、小茴、茯苓、生香附、南山楂、益母膏丸。

严鸿志按： 郁则气结，气结则血滞，经由后期而至。今经行超前，叶氏反用通剂通之，良因经色之变，肤腠刺痛，而识其气血不通之故耳。(《女科医案选粹》)

渭川评析： 叶氏为清代有数名医，发挥温病学名重海内。他继伤寒六经辨证之后，创获"卫气营血"于今重之，列为科研部门可征。

观上案寥寥数十字，已将气郁血瘀月经先期案详述无余，况且用药清灵，仿胶艾四物意以化其经色之污及肤腠气血之滞，直以通剂代逍遥散矣。不愧一代医宗之大手笔。

《叶氏临证指南》一书，系叶身后门客华岫云所编。去取凌乱，不可与本案作比拟。总之，肝郁血郁在临床上多表现月经量多或量少，色红或紫，或夹瘀块，经前两乳、胸胁和少腹多显胀痛，烦躁易怒，舌质暗滞，脉象弦数。由于肝郁化滞，气机不畅，冲任功能失常所致。古人用笔精简，非今日之平铺直叙可比，学者读古人书，宜深思玩索，而达古为今用。

第三节　月经后期

一、概说

月经按月退后，每隔三十五日以后才行经一次者，谓之月经后期。有因血虚血少者，有因血寒者，有因气虚血滞者。《景岳全书》说："凡血寒者，经必后期而至。然何以寒？亦为阳气不足，则寒从中生，而生化失期，是即所谓寒也。至若阴虚由外而入，生冷由内而伤，或血逆为疼痛，是又寒滞之证。非血寒经滞之谓也，当详辨之。"并指出辨证特点："凡阳气不足，血寒经迟者，色多不鲜，或色见沉黑，或滞涩而少，脉微或沉弦细涩，必恶寒喜暖。凡此者，皆无火之证也。"

气虚血滞，气实瘀滞。《医宗金鉴》说："经来后退，过三旬后者属血滞。若色浅淡，血少不胀痛者，则属气虚血少，滞不足之病；若色紫血多，腹胀痛者，则属气实血多，瘀滞有余之病也。"

古今医家对后期行经，大体分为虚寒、血虚、血瘀、气滞、肝郁、痰阻等几类。虚寒证中，有气血两虚和阳虚之别。在血虚证中，有兼血热，或兼气血凝滞者；在血瘀证中，又有兼寒凝血虚者；在肝郁证中，有兼血虚者；在痰阻证中，有兼湿，或兼血虚、气虚和气血并虚者。总之，经病复杂，别类纷繁，先期后期、量多量少、颜色不一均可错综互见，而治疗法则亦各有不同，必须从整体观出发，察其寒热虚实，随证施治，才能收效。

临床最常见是血虚、血寒、气滞三型。尚有月经超前退后，来无定期，谓之月经错杂，仍按寒热虚实辨证施治。

二、分型论治

（一）血虚型

主症：月经量少，色淡或晦暗，血虚发热，食少体倦，健忘怔忡，惊悸少寐，腰酸腹痛。脉弦细，或虚弱，舌质淡无苔。

治则：养血健脾调经。

方剂：归脾汤（《济生方》）。

当归身 3g　人参 6g　黄芪 6g　茯神 12g　陈皮 6g　白术 6g　龙眼肉 6g　酸枣仁 6g　青木香 2g　甘草 2g　远志 3g

用药心得：归脾汤是引血归脾，补养心脾的方剂。因养心不离补血，健脾不离补气，气血盛则心神安而脾运健。方中人参、黄芪、陈皮、甘草补脾益气；龙眼、当归、茯神、远志、枣仁养心安神；佐少量木香，理气醒脾，使其补而不滞。本方是补益心脾、养血安神，治疗怔忡健忘、消化不良、贫血、妇女月经不调、月经过多过少、或淋沥不断，而属于血虚脾弱者的有效方剂。我用此方，治血虚之月经后期，常加鸡血藤、胎盘粉、菟丝子之类，以专补血海之空虚。

（二）气血俱虚证

主症：面色苍白，经少色淡，肢体瘦倦，食少腹泄，或面黄气短，心虚惊悸。脉弱或微细虚数，苔薄，舌质淡嫩。

治则：补气养血。

方剂：人参养营汤（《和剂局方》）。

人参 3g　陈皮 3g　黄芪 3g　桂心 3g　当归 3g　白术 3g　甘草 3g　熟地黄 2g　五味子 2g　茯苓 2g　远志 1g　生姜 3 片　大枣 2 枚

用药心得：本方是一个双补气血的方剂，用于气血两虚证型。因血是脾胃吸取饮食的精华，并通过中焦气化而成，所以是补血的方剂，常配一些补气药。本方治疗气血俱虚，而补气更是重要一环。补气药中配少量行气药，其补气的效果更好。所以此方用四君子汤，加陈皮理气健胃。补血药以四物汤去川芎，因川芎有辛燥走窜的特点，对血虚有热者不宜。五味子配合参、芪，有敛汗固表，加强补肺养心的作用。远志养心安神，姜、枣调和营卫。对气血俱虚，心脾肺都不足而致的病证有良好的疗效。本方用于冲任血海不足，常加菟丝、枸杞，以调节冲任气血。

（三）气虚证

主症：妇人心肺虚损，血脉虚弱，月水过期。脉缓或虚弱，苔薄质淡。

治则：养血调经，佐以行气。

方剂：滋血汤（《证治准绳》）。

人参 3g　山药 3g　黄芪 3g　茯苓 4g　川芎 4g　当归 4g　白芍 4g　熟地 4g

用药心得：人参大补肺脾之气；山药补脾胃，益肺肾；佐以甘淡的茯苓，不仅能助人参、山药补脾，其渗湿作用又照顾了脾喜燥恶湿的生理特点。通过茯苓的甘淡渗湿，使人参、山药更能发挥补益的作用，再加黄芪补气固表，共成补中益气之功。加之滋阴补血的熟地，补血养血的当归、白芍，活血的川芎，全方共起养血益气之效，可治疗气血双虚为主的月经后期量少证。

（四）虚寒证

主症：冲任虚寒，月候不调，或量多不已，或过期不行，或崩中去血过多，或瘀血停留，少腹急痛。脉迟或缓，苔薄质淡。

治则：温经暖宫。

方剂： 温经汤（《金匮要略》）。

法夏 12g　麦冬 9g　吴萸 9g　丹皮 6g　白芍 18g　阿胶 12g　桂枝 9g　人参 9g　当归 3g　川芎 3g　甘草 6g　生姜 9g

用药心得： 本方具有温经，散寒，调冲任的功效。方中吴萸擅长行气止痛，桂枝长于温通血脉，合起温经散寒作用，对气滞血瘀寒凝之腹痛症，效果甚佳。阿胶、当归、芍药温补任脉且调经；人参、麦冬、甘草、法夏、生姜益气和胃，滋补气血生化之源；川芎、丹皮协助桂枝活血行瘀，桂枝性温，丹皮散寒，二药同用，既可增加活血之功，又可防止过温燥血，如此寒温共用，有相反相成之妙。我用此方时，常加台乌、鹿角片、小茴、艾叶等以温冲任及暖子宫之品。

（五）血虚气滞型

主症： 经水过期不行，量少色淡，经来不畅，少腹胀痛。脉缓或迟涩，苔薄质淡。

治则： 补血行气。

方剂： 过期饮（《证治准绳》）。

熟地 6g　白芍 6g　当归 6g　桃仁 3g　香附 6g　川芎 3g　红花 2g　莪术 2g　木通 2g　甘草 1g　肉桂 1g

用药心得： 方中四物汤是补血调经的基础方，熟地用于滋阴补血，当归、白芍补血养血，佐少量川芎活血；桃仁、红花、川芎活血祛瘀，且行血中之气；香附能调肝理气，木通可通利血脉，肉桂温肝散寒，对因寒致气血运行不畅者，有散寒温通之功。本方补血、活血、行气、温通，对因血虚气滞而月经后期患者尤为适宜。我用此方时，常以槟榔易香附，生地易熟地，并加鸡血藤、益母草等养血活血之品。

三、验案举例

（一）气血两虚月经后期案

张某，女，32 岁，广东龙川县百货公司工作，来成都探亲。

第一诊：1975 年 5 月 27 日。

症状：以往月经量多，因每次经期失血过多，体力渐衰，动则气紧乏力，自汗，胸闷乳胀，月经量逐渐转少，色淡。面色萎黄，头眩心悸，舌淡少苔，脉迟而细。

诊断：月经后期量少。

辨证：气血两虚，冲任虚损。

治则：补养气血，调益冲任。

自制方：

潞党参 30g　鸡血藤 18g　生黄芪 60g　桑寄生 15g　菟丝子 15g　阿胶 15g　鹿角胶 15g　炒北五味 12g　砂仁 6g　槟榔 10g　益母草 24g　覆盆子 24g　胎盘粉 6g

早晚冲服，一周 6 剂，连服两周。

疗效：好转。

第二诊：6 月 12 日。

症状：服上方后，精神大见好转。过去动则气紧、自汗已消失，头眩心悸减轻，上月月经淋沥未净已尽。但食欲较差，有少量白带，腹微胀。脉濡缓，舌淡白，有薄苔。

自制方：

潞党参 30g　鸡血藤 18g　生黄芪 60g　桑寄生 15g　菟丝子 15g　鹿角胶 15g　炒北五味 12g　砂仁 6g　桂圆肉 24g　槟榔 10g　益母草 24g　覆盆子 24g　鸡内金 10g　香附 10g　胎盘粉 6g

早晚冲服，一周 6 剂，连服两周。

疗效：显著好转。

第三诊：7 月 10 日。

症状：服上方后，月经已来，量正常色红，带污，精神体力，食欲睡眠都与以往正常无异。但腹微胀而隐痛，苔薄白，舌质淡红，脉缓弦，似有血复气虚夹滞象征。

自制方：以益气固冲略予化滞疏络。

潞党参 30g　鸡血藤 18g　生黄芪 60g　桑寄生 15g　菟丝子 15g　覆盆子 24g　益母草 24g　炒北五味 12g　山萸肉 9g　槟榔 6g　山楂 10g　九香虫 10g　胎盘粉 10g

早晚冲服，一周 6 剂，可连服 4 周。

疗效：痊愈，已怀孕。

第四诊：8 月 15 日。

上方仅服两周后，因熬药困难、病情好转而停药。现有妊娠反应，妇科检查已怀孕。患者已产一女，现年 6 岁。其爱人在部队服务，因事急回原单位，嘱开镇吐方，带回广州服。即以四君子汤加桑寄生、菟丝子、旋覆花。欣然告别而去。

按：本案属营血不足，冲任虚损，气血运行受阻而形成后期量少。其营血不足之故，是受以往月经过多，伤失营血而起。月经后期，原因是多方面的。本案为气血两虚，冲任亦随伤损所致。方本人参养营补中益气化裁而成。方中人参、黄芪益气；二胶补血；五味子、鸡血藤、桂圆肉营养心肌而不滞腻，故胸痞、心悸旋愈；桑寄生、菟丝子固肾，佐胎盘实属滋养冲任，槟榔行气而不耗气；益母草、覆盆子协助调经。

第二方因食欲差，微显腹胀，故去阿胶之腻而佐入鸡内金，制香附以健脾消胀。第三方因病逐步好转，专以益气固冲化滞而易其前方。第四方，以病已痊愈而达第二次怀孕，因妊娠反应较剧，故以安胎和胃处理。

本案由于营血不足，气机与冲任俱虚，血海不充，故月经不能按时而至而致月经后期。

由于量少色淡，表现在血虚，血虚影响奇恒之府，则脑失所养，故出现眩晕。血不养心，出现心悸，动则气紧胸痞。其他如舌淡少苔，脉象迟细，俱为气血两虚，冲任不足之象。通过临床实践，这些病都属于月经失调的范围。治疗的原则，要考虑肝脾肾三脏，并结合奇经八脉，特别是冲任二脉的功能更为重要。

（二）肾虚宫寒月经后期案

濮某，女，36岁，成都七号信箱工作。

第一诊：1977年6月3日。

症状： 月经长期错后，量稍多，有黑块，少腹冷痛，小便频，婚后未生育。舌质红，苔白，尺脉弱。

诊断： 月经后期。

辨证： 肾虚宫寒。

治则： 补肾调经，温宫止痛。

自制方：

桑寄生15g　菟丝子15g　川断60g　潞党参24g　当归10g　白芍10g　鸡血藤18g　小茴10g　艾叶10g　延胡索10g　炒川楝10g　山甲珠10g　益母草30g　茜草根15g

疗效： 服上方8剂后，月经正常。

第二诊：6月20日。

症状： 妇科检查确诊为输卵管不通，宫体小，有附件炎。经来少腹仍冷痛，量多，有血块。脉滑沉细，舌质淡红，苔白。

治则：补虚化瘀，温宫调经，清利湿邪。

自制方：

党参 24g　鸡血藤 18g　生黄芪 60g　桑寄生 15g　菟丝子 15g　川断 24g　黑故脂 12g　地鳖虫 10g　炒蒲黄 10g　艾叶 10g　炒小茴 10g　当归 10g　益母草 24g　炒川楝 10g　山甲珠 10g

疗效：上方服 8 剂后，月经按期，疼痛已愈，炎症好转。

第三诊：1978 年 4 月 24 日。

症状：服第二方后，因常出差，停了一段时间药。现乳房胀，腹胀并有冷感，经色深有血块，两侧少腹痛，腰酸痛。左脉弦滑，右脉稍数，舌质红，苔白。

治则：补肾固冲，行气温宫，佐以清湿。

自制方：

沙参 15g　鸡血藤 18g　女贞子 20g　旱莲草 20g　覆盆子 20g　淫羊藿 20g　柴胡 10g　白芍 15g　艾叶 10g　炒小茴 10g　续断 30g　糯米草 30g　红藤 24g　蒲公英 24g　琥珀末 6g

疗效：服 8 剂后，诸症悉解，经调体壮。患者共三诊，服药 28 剂，于下半年怀孕，38 岁始生一子。

附：叶香岩治经迟属冲脉肝阴两虚案

程氏妇，37 岁。十三年不孕育，其中患病非一。病人述，经期迟至，来期预先三日，周身筋骨脉络牵制酸楚，不得展舒。

凡女人月水诸络之血，必汇集血海而下，血海者即冲任也。男子藏精，女子系胞，不孕，经不调，冲任病也。腹为阴，阴虚生热；肢背为阳，阳虚生寒。究竟全是产后不复之虚损，或见病治病之误。有终身不育淹淹之累，肝血阴虚，木火内寄。古人温养下焦，必佐凉肝坚阴之品，勿执经后期为气滞，乱投破气刚药劫阴。用河车胶、生地、枸杞、沙苑、生杜仲、白薇、山楂、黄柏、益母草。（《女科医案选粹》）

严鸿志按：方虽佳，恐于此证无效。窃意宜大补气血，温养下焦肝肾，佐以通经宣络。

渭川评析：月经后期是由于机体营养不足，或气血阻滞，在临床上，有血寒、血虚、气滞三大辨证。所谓血寒，是由于寒邪侵袭，客于胞中，影响冲任；血由寒凝，以致经脉不畅，此属外因。所谓血虚，多由月经量多，机体虚损，而使冲任不足，血海不充所致。至于气滞，多由气血运行受阻，从而影响冲任，形成月经后期。对本症治疗，应从温经益血，调冲任着手，并佐以通经宣络。叶氏原方，补益冲任，兼养肝阴，较温养肾气和疏络似嫌不足，则鸿志意见大可为法。

叶香岩治疗经迟属郁伤肝脾案

华氏妇，23岁。郁伤肝脾，是因怀抱不畅，致气血不和。逍遥散减白术，加山楂、香附，不欲其守中，务在宣通气血耳。今经来日迟，郁脾宜通，而气弱不主统血，况春深泄气之候，必佐益气之属，方为合法，用归脾汤。次诊，向有郁伤肝脾，用逍遥散、归脾汤甚合。今因动怒，少腹气冲，过胃上膈咽喉肿痹，四肢逆冷，遂令昏迷。此皆肝木拂逆，甚至为厥。夫肝藏相火内寄，病来迅速，皆动极之征。为肝用太过，宜制其用，前此芪、术可补，不可用矣。用安胃理中丸，去黄柏、

细辛。（《女科医案选粹》）

严鸿志按： 肝为将军之官，本难调治，况肝脾郁伤者，肝厥暴发也。叶氏识其肝用太过而制之，询为对证下药。

渭川评析： 叶氏案属肝郁脾虚，月经后期证。由于肝阳过亢，形成肝风内动而致厥。叶氏原方已立竿见影，可法可师。本案特征，必见胸痞嗳气、胁间胀痛、脉弦迟而涩、苔薄白兼头眩心悸。逍遥散、宣郁通经汤、归脾汤都可混合加减运用。但已出现厥症，必先制厥以治标。考厥证既有气厥和血厥之分，而两者又各有虚实之辨。本案既属肝脾因郁而伤，必须重养肝阴而息风，兼养脾阴而升胃气。宜生脉散合一贯煎，佐虫类药，以柔肝养阴，镇痉益气，而急治其标。标去则缓治其本，法较平稳。

第四节　痛　经

一、概说

月经每来时腹痛，谓之痛经。经期腹痛的原因，据巢氏《诸病源候论》说："妇人月水来腹痛者，由劳伤气血，以致体虚，受风冷之气客于胞络，损冲任之脉。手太阳少阴之经，冲脉任脉皆起于胞内，为经脉之海也。手太阳小肠之经，手少阴心经也，此二经共为表里，主下为月水，其经血虚受风冷，故月水将下之际，血气动于风冷，风冷与血气相击，故令痛也。"妇女行经腹痛，是由于冲任之脉受风寒刺激而起，以痛经列于外因者，此为一例。

《经效产宝》说："经水者，行气血，通阴阳，以荣于身者也。气血阴阳和，则形体通；气血不足，经候不行，身体先痛也。"经行身痛原因，是由于阴阳不平衡及气血虚损所致。此属经行身痛者一例。

《景岳全书》说经期腹痛有虚实之辨。实分寒滞、血滞、气滞、热滞；虚分血虚、气虚。如属虚证，其痛是痛于行经之后，血虽去而痛不止，或血去而痛更剧；如属实证，多痛于未行经之前，如经行则痛自减。其鉴别的方法，以不拒按为虚，拒按为实。有滞无滞，以此为辨。应知实中有虚，虚中有实，但临诊之际，必须结合脉色、气血、寒热、虚实来全面分析。

在辨证论治方面，前哲后贤的理论和经验是丰富多彩的。如《十四经发挥》说："经前脐腹绞痛，寒热交作，下如黑豆汁，两尺脉涩，余皆弦急。此寒湿搏于冲任，寒湿生浊，下如黑汁，与血交争故痛，宜辛温苦温之剂。"

《沈氏女科辑要笺正》中解释痛经说："经前腹痛，无非厥阴气滞，络脉不疏，治以疏肝行气为主，但须选用血中气药，如香附、乌药、玄胡之类，不可专主辛温香燥。伯仁谓两尺脉涩，即是络中气滞之征，况复弦急，肝气抑塞，又其明征。唯寒唯热，又当以他证参之，必不能仅据绞痛一端，概指为寒湿，而浪投温燥。盖肝络为病，郁热亦正不少，伯仁但知寒湿，尚属一偏。唯痛在经前而经行痛止者，当其作痛之时，固可稍加温煦，并当参以推荡活瘀之法。"山雷所释，最为精当，可师其意。

《丹溪心法》说："经将行而腹痛者，气之滞也。香附、青皮、桃仁、黄连，或用抑气散，或四物汤加延胡索、丹皮、黄芩。"又说："经将行腹中阵痛，乍作乍止者，血热气实也，四物汤加川连、丹皮。"

抑气散，据《济阴纲目》系出严氏方，方为香附120g，陈皮30g，茯神、炙甘草各45g，共为末。每次服量6g。治妇人气盛于血，变生诸病，头晕膈满，取《内经》"高者抑之"之义。但痛在经前，诚是气滞，因为气滞而血亦滞，故以香附、青皮、桃仁并用。张山雷对此解释得最好，他在《沈氏女科辑要笺正》一书中说："能行血中之滞，和肝木之横，则延胡索、金铃子犹为捷验。若以阵痛乍作乍止，即定为血热气实，则殊不然，当以脉证互参，方有寒热虚实可辨。仅据阵痛乍作乍止则虚实者，亦何莫不然，芩连丹皮岂可为训。"而《丹溪心法》又说："经后作痛，气血俱虚，宜八珍汤。"

经后腹痛，固然是气血俱虚，但血虚正由于肝肾阴液不足，岂四物一方能治。且阴虚于下，不宜升提，川芎必须慎用。若谓腹痛，即是气虚，何轻率辨证如此。曾见投补中益气汤而使堕胎者，正以辨证不明，有毫厘千里之失。

总之，痛经的辨证，首要在辨别虚实，次分经前经后。痛时喜按者为虚，拒按者为实。虚痛者，多痛于既行之后，血出而痛未止；实痛者，多痛于行经之前，经通而痛自减，尚有气滞、血滞、寒滞、热滞的不同。经前腹痛者，多属气滞血涩；经后腹痛者，多属血寒血虚。

二、分型论治

（一）气滞血瘀型

主症： 经水将行，脐腹绞痛，脉弦，苔薄质淡，或有瘀点。

治则： 行气活血。

方剂： 八物汤（《汤液大法》）。

熟地 6g　秦当归 6g　川芎 6g　白芍 6g　槟榔 6g　青木香 3g　延胡索 3g　苦楝子 3g

用药心得： 本方由四物汤加行气之品组成。四物汤补血调肝；青木香顺气止痛；槟榔达下焦以行气；苦楝子疏肝止痛；延胡索不仅能行气活血，又长于镇痛。本方是疏肝理气，活血化瘀，调经止痛之剂。我用此方时，常以生地易熟地，并配以蒲黄、五灵脂，以防脾滞和镇痛。

（二）气血不调型

主症：经前偶感风寒，腹部剧痛，脉缓苔薄。

治则：调和气血。

方剂：桂枝桃仁汤（《妇人大全良方》）。

桂枝 60g　桃仁 40g　白芍 60g　生地 60g　甘草 30g

共研粗末，每用 15g，加生姜 3 片，大枣 2 枚，水煎服。

用药心得：桂枝温通经脉，兼疏风散寒。桂枝配白芍调营和卫，配生地、桃仁活血调经。故适合于因寒所致的痛经。若因风寒所致者，可加羌活、荆芥之类。

（三）血虚型

主症：血虚发热，经来腹痛。脉缓细，或虚或弱，苔薄白或舌如镜面，舌质淡白。

治则：养血调经。

方剂：归脾汤（《济生方》）。

当归身 3g　人参 6g　黄芪 6g　陈皮 6g　茯神 6g　白术 6g　龙眼肉 6g　酸枣仁 6g　青木香 2g　甘草 2g　远志 3g

用药心得：归脾汤是引血归脾，补养心脾的方剂。因养心不离补血，健脾不离补气。气血盛，则心神安，而脾运健。方中人参、黄芪、陈皮、甘草补脾益气，龙眼、当归、茯神、远志、枣仁养心安神，佐少量木香理气醒脾，使其补而不滞。偏于脾肾阴虚者，加阿胶；偏于脾肾阳虚者，加鹿角胶。

（四）血寒型

主症：月经不调，脏腑冷痛，喜热按。脉沉迟而微，苔白滑，舌质淡，面色青白，四肢厥冷，腰腿酸软。

治则：温经止痛，养血活血。

方剂：小温经汤（《简易方论》）。

当归　附子等分

为粗末，每用 9g，熬水服。

用药心得：本方药虽两味，但配伍甚妙。当归性温，既能补血，又能活血；附子大辛大热，能上助心阳以通脉，中温脾阳以健运，下补肾阳以益火，与当归相配，可温养十二经脉。故能治血虚、血寒引起的痛经，为温里扶阳，益血调经之方剂。我临床遇此证型时，常单用此方，亦可与失笑散相伍。

（五）血虚郁火型

主症：头痛目眩，烦躁口苦，倦怠，寒热咳嗽，两胁作痛，脐部胀痛，小腹重坠。妇人月经不调。脉弦大而虚，苔薄白或浮黄。

治则：养血调经，疏散郁火。

方剂：逍遥散（《太平惠民和剂局方》）。

柴胡 9g　白术 9g　当归 9g　茯苓 10g　白芍 10g　甘草 6g

用药心得：本方是疏肝解郁的代表方剂。柴胡疏肝解郁为其主药，当归、白芍养血调肝，白术、茯苓、甘草健脾益气。脾得健立，肝气调畅，肝血得养，肝郁则解，郁火自消。我用此方时，常加丹参、栀子、地骨皮，以增养血柔肝，清泻郁火的功效。

三、验案举例

（一）肝郁气滞血瘀痛经案

张某，女，21 岁，德阳县某磷肥厂工作。

第一诊：1975 年 5 月 1 日。

症状：经前或行经数小时后，少腹胀痛，拒按。月经量少，经行不畅，继而疼痛剧烈，惨叫声闻于厕外，色紫暗有块，血块排不出时更痛。伴有胸痛心悸，头眩晕，食欲差。由于家庭多故，情志抑郁。脉弦数，舌质紫暗。

诊断：痛经。

辨证：肝郁气滞血瘀。

治则：调肝理气，活血化瘀。

自制方：

刺蒺藜 18g　钩藤 10g　女贞子 24g　旱莲草 24g　当归 10g　川芎 6g　生地 10g　生白芍 12g　茜草 10g　覆盆子 24g　延胡索 10g　五灵脂 10g　生蒲黄 10g　水蛭 6g　地鳖虫 10g　槟榔 6g　薤白 12g

一周 6 剂，连服两周。

第二诊：5 月 16 日。

症状：服上方 4 剂后，经量转多、畅行，血块先多后少，腹痛渐减，深按不痛。服至 6 剂后，月经已停，略有白带，无气味。头已不眩晕昏痛，食欲好转。脉弦缓，舌质淡红。

治则：疏肝理气化瘀。

自制方：

刺蒺藜 18g　钩藤 10g　生白芍 12g　炒川楝 10g　生三七 2g（冲服）炒蒲黄 10g　益母草 24g　制香附 10g　广郁金 10g　女贞子

24g 旱莲草 24g 槟榔 6g

一周 6 剂，连服 4 周，经期照服。

第三诊：6 月 20 日。

服药后，5 月 27 日行经，经前略微有些隐痛，按之不痛，色红不污，并无块状物。本月 18 日，月经又来，色全红，无块，无痛感。胸痛心悸消失，食欲正常。月经虽来，并未停药。脉微而缓，舌质淡红。前述家庭多故，亦顺利解决，情志愉悦。所谓二阳之病发心脾，病已愈于二阳，其心脾自复正。此痛经一病，已告痊愈。但月事似觉转先，此因连服活血化瘀药之故，又给予香砂六君子丸与杞菊地黄丸间日换服。半月后停药。时隔三个月，患者带其妹来治病时，问其痛经情况。她说：近三个月来，按周期行经，腹不痛，一切正常。

按：痛经为妇科常见病之一，尤以少女为多，有的结婚分娩后，便能自愈；有的少女时未发生痛经，结婚后反见。西医有原发性痛经和继发性痛经之别，中医认为这是气血运行不畅所致。如气血不足多属虚，或气滞血瘀为虚中夹实，也就是"通则不痛，痛则不通"的道理。在气滞血瘀中，更要联系情志抑郁，肝气郁结等多方面的情况而定，更须结合寒热虚实及虚中夹实、实中夹虚而细审。近代还有子宫体炎，中医叫做湿热蕴结下焦所起痛经。应辨证施治，方不致误。总之，痛经一症，是错综复杂的。

（二）阴虚气滞痛经案

米某，女，26 岁，成都某信箱工作。

第一诊：1978 年 8 月 25 日。

症状：痛经数月。经前小腹胀痛喜按，胸痛，月经量少，颜色先淡后红，黄白带下味腥，口干，大便干燥，小便色黄，耳鸣心悸，脉细微数，苔黄，舌质红。

诊断：痛经。

辨证：阴虚气滞，湿热下注。

治则：养阴行气，清利湿邪。

自制方：

沙参15g　生地12g　白芍15g　女贞子20g　旱莲草20g　柴胡9g　炒北五味12g　苦参20g　鱼腥草24g　板蓝根24g　蒲公英24g　槟榔9g　益母草24g　琥珀末6g

一周6剂，连服两周。

第二诊：9月14日。

症状：上方服8剂后，黄白带已转为白带。腰痛、胸腹痛胀减，经量仍少。脉细数，舌质淡红。

治则：益气养血，疏肝利湿调经。

自制方：

黄芪24g　白术10g　生地12g　白芍15g　枸杞12g　熟地12g　柴胡9g　制香附10g　炒五灵脂12g　川楝子10g　荆芥炭9g　椿根皮10g　泽兰12g　茜草根12g　益母草24g

疗效：痛经已愈。小腹胀，腰痛好转。

第三诊：9月27日。

上方服4剂后，经痛已愈，白带减少。嘱续服。后月经一直正常，未见腹痛，纳食好，体重增加。

附：顾晓澜治经行腹胀脘痛案

唐妇，26岁。脉沉舌白，经来之前腹胀脘痛。现经期将至，少腹又痛，上连腰胁作酸，此血室虚实，是以艰于孕育。拟温肾调经一法。熟地、当归、川芎、白芍、炮姜炭、楂肉炭、小青皮、小茴香、艾叶、赤砂糖。

二诊：脉仍沉数，少腹胀痛，月事过期未至，两胁有气推起，纳食不健，舌苔微白，仿古人"通则不痛"治法。当归、川芎、苏梗、延胡索、炮姜炭、丹参、乌贼骨、茜草根、楂肉炭、通草。经通，即止服。

三诊：月事虽通，少腹痛胀减而血不止，且色甚瘀暗，入夜腹中及痛。此由寒凝血室已久，急须趁此调治庶可去病。熟地炭、当归、川芎、延胡索、炮姜炭、乌贼骨、茜草根、茺蔚子、艾叶、赤砂糖。

四诊：脉象渐平而少力，月事已通，少腹间有胀痛，腰酸纳少。此带脉少营，胃气不足之故，法宜养血兼理脾胃，照前去延胡索、乌贼骨、茜草根，加白术、杜仲、四制香附、生麦芽。

五诊：经过脉沉，左关微见弦数，据述先自腰酸，即为腹痛。乃由肝胃不和，血气虚滞所致。宜养血疏肝为治。炒松熟地、杜仲、归身、白术、四制香附、台乌药、广木香、续断、橘叶。丸方：炒松熟地、党参各120g，当归、白术、四制香附、台乌、杜仲各90g，白芍、茯苓、延胡索、续断各60g，川芎45g，楂肉炭30g，广木香、炙甘草各15g，炮姜炭9g。上药治末，用益母膏120g，清阿胶60g，量加炼蜜为丸桐子大，每空心开水服12g。

按：此证经前后腹胀脘痛，不独肝病，脾亦病矣。经云：二阳之病，发心脾，女子不月。二阳者，阳明也。以通为补，故不得不用温

通。(《女科医案选粹》)

渭川评析：凡妇女在经期前后发生少腹疼痛、腰酸等症状，俱称痛经。其病理机制属于气血运行阻滞，一般所称"通则不痛"。其病的种类很多，总不出寒、热、虚、实四者范围。有寒凝气滞、肝郁积瘀、气积血瘀等方面。本案属寒凝气滞血阻而成，并影响肝脾肾三脏。顾氏以通为补，以温宣通，前后五次诊治，概以四物汤活血合温养脾肾及调肝而效，其法良是。最后所附之丸方，尤为可法可师。

第五节　经　闭

一、概说

妇人月经不行，除四五十岁更年期，月经停止和怀孕期间月经不行为正常生理现象外，余皆为病。《内经》记载有月事不来为胞脉闭阻所致。胞脉闭当指卵巢排卵机能停止。又有："二阳之病，发心脾，有不得隐曲，女子不月。"这说明经闭是由于思虑过多而致脾失健运，血海干枯所致。

《素问·评热病论》说："月事不来者，胞脉闭也。胞脉者，属心而络于胞中，今气上迫肺，心气不得下通，故月事不来也。"马玄台注说："月事不来者，以胞络宫中之经脉闭也。正以胞脉属心而络于胞中，今气上迫肺，心气不得下通，故月事不来也。"妇人行经源出胞宫经脉，心主血，心有病则血滞；肺主气，因心火上炎则气消。故肺气迫于上，心气阻于下，而致闭经。此与二阳之病发心脾，其传为"风消"，其传为"息贲"之意相似。因此，《洁古家珍》主张先泻火则血下，《东垣十书》主张健胃则血生，盖以经旨衍化而出。

《金匮要略·妇人杂病脉证并治》说："妇人之病，因虚、积冷、结气，为诸经水断绝。"妇人经闭证虽有三种，实则仅具二义：一为积冷、结气，指血滞。二为血虚，指血源枯竭。《景岳全书》释之说："经闭有血隔、血枯之不同。隔者病发于暂，通之则愈；枯者，其来也渐，补养乃充。"可谓大部分洞中肯綮。

《诸病源候论》说："妇人月水不通者，由劳损血气致令体虚受风冷，风冷邪气客于胞内，伤损冲任之脉，并手太阳、手少阴之经致胞络内绝血气不通故也。冲任之脉起于胞内，为经脉之海。手太阳小肠之经也，手少阴心之经也。此二经为表里，主下为月水，风冷伤其经血，血性得温则流通，得寒则涩闭。既为冷所结搏，血结在内，故令月水不通。"

巢氏议论颇能发挥经旨，贯通经络冲任之说，但以闭经关键责之"劳伤风冷"，却不够全面。闭经一证，自《千金》而下，如陈自明、寇宗奭、张子和、朱丹溪、万密斋等论述较详尽。如肝气血伤，劳伤冲任，痰湿阻滞，风邪乘虚等皆能导致此病的发生。

一般来说，闭经的原因，有因冲任阻滞而导致的血瘀；有因续发于其他脏气病变的关系（如心、肾、肺等病）而形成的血枯经闭，有因七情所伤引起的肝气郁结而现一时性闭经，也有竟是按期实际行经，而经血却不能流出的暗经证，应视体质而定。若体质羸瘦，气血虚弱者，可从虚劳论治；若体态丰盈，脂肪充满者，可从痰脂壅塞论治。总之，闭经一证，冲任与肾气为重要的一环。

二、分型论治

（一）血枯型

主症：面色苍白，眩晕头痛，心悸震荡，动则气促，大便干燥。脉缓细，苔薄质淡。

治则：养血通经。

方剂：卫生汤（《东垣十书》）。

当归 60g 白芍 60g 黄芪 90g 甘草 30g

共研末，每服 15g，水煎服。虚甚，加党参 60g。

用药心得：本方黄芪配当归，黄芪为主药，是当归补血汤之意。用当归配白芍，增强补血养血之功。总属补血之剂，故用于血枯而致的经闭。我用此方时，常加阿胶、鹿角胶等血肉有情之品，其补血之功更著。

（二）气血两虚型

主症：百虚百损，五劳七伤，头痛昏晕，耳鸣目眩，羸瘦不食，月经闭止。脉虚数或迟缓或微细，苔薄舌质淡嫩。

治则：气血双补。

方剂：十全大补汤（《太平惠民和剂局方》）。

党参 5g 熟地 5g 黄芪 5g 白术 3g 当归 3g 白芍 3g 肉桂 3g 川芎 2g 茯苓 2g 甘草 2g 生姜 3 片 大枣 2 枚

用药心得：本方由四君子汤和四物汤加肉桂、黄芪而成。四君子汤是补气健脾的基础方，四物汤是补血调肝的基础方。加黄芪增强补气作用，肉桂温通经脉以助阳，生姜、大枣调和营卫。全方体现气血双补的法则，是气血双补的代表方剂。我用此方时，常加鱼鳔胶、鹿角片、胎盘粉等血肉之品。盖大虚之证，非草木可补。

（三）血枯血热型

主症：胃热消渴，减食渐瘦，燥热，经闭。脉滑，苔干白或黄。

治则：养血泻热。

方剂： 玉烛散（《医学纲目》）。

当归　川芎　白芍　生地　大黄　玄明粉　甘草

等分为粗末，每用24g，水煎服。

用药心得： 本方是四物汤合调胃承气汤组成。是补血与逐瘀泻热并用，治血虚经闭兼血热属实者。四物汤补血调经，熟地易生地，有生血凉血的作用；调胃承气汤既能破积行瘀，又能清泻阳明。合为补血调肝，清热治结的方剂。本方泻热之功强于补血，若无热结胃肠之症，不可轻用。

（四）血瘀型

主症： 经水不通，少腹刺痛，脉缓或涩，苔薄，舌上有瘀点。

治则： 化瘀通经。

方剂： 当归散（《证治准绳》）。

当归15g　穿山甲15g　蒲黄15g　辰砂3g　麝香0.5g

研细末，每服6g，食前热酒或白开水吞服。

用药心得： 当归既能补血活血，又能调经止痛，故为主药。辅以穿山甲活血通经，蒲黄祛瘀行血，麝香辛温，有开窍通闭，活血通经的性能，与活血药相伍，有增强化瘀通滞之力。佐以辰砂，重镇安神，防攻破过猛。诸药相配，共起活血祛瘀通经之功。本方只宜作散剂方有效。若作煎剂，麝香极易挥发，不能达到治疗目的。

（五）气滞血瘀型

主症： 面青紫，皮肤甲错，胸腹胀满不舒，少腹拘急，胀硬而痛，按之更甚。脉沉结而涩，舌质暗红或显赤斑点。

治则： 破血通经。

方剂： 大黄䗪虫丸（《金匮要略》）。

大黄75g　黄芩60g　甘草90g　桃仁60g　杏仁60g　芍药30g　地黄75g　干漆30g　虻虫60g　蛴螬60g　䗪虫30g　水蛭100枚

共研细末，炼蜜为丸，如绿豆大，每次服5丸，日服三次。用量可按体质增减。

用药心得：本方破血行气作用较强，体弱和辨证不明，勿轻易浪投。或以张锡纯著《医学衷中参西录》中的理冲丸代之，其不但药性平缓，而且效能亦颇显著。方为：水蛭30g（不用炙），生黄芪45g，三棱15g，莪术15g，当归6g，知母6g，生桃仁（带皮尖）6g。七种药共研细末，炼蜜为丸，如梧桐子大，开水送服6g，早晚各一次。本方水蛭为主药，书中解释：仲景抵当汤、大黄䗪虫丸、百劳丸皆用水蛭，而后世畏其性猛，少有用者，盖不明水蛭性能耳。《神农本草经》说："水蛭气味咸平无毒，主逐恶血瘀血月闭，破癥瘕积聚无子利水道。"徐灵胎《兰台轨范》中解释："水蛭最善食人血，而性又迟缓善入（吸血），迟缓则生血不伤，善入则坚积易破，借其力以消既久之滞，自有利而无害也。"观本草之文与灵胎之解释，则水蛭之功可得明矣。

（六）血寒型

主症：妇人经水不来，寒气客于胞中，血留不行而成石瘕。脉弦细，苔白质淡。

治则：温经散寒，活血通闭。

方剂：吴茱萸汤（《医宗金鉴》）。

当归6g　肉桂6g　吴萸6g　丹皮6g　法夏6g　麦冬6g　防风3g　细辛3g　藁本3g　干姜3g　茯苓3g　木香3g　甘草3g

用药心得：方中吴萸、肉桂、干姜、细辛，温经散寒；配当归、丹皮，则活血以通血中寒闭。佐藁本、防风之升，法夏、茯苓之降，一升

巴蜀名医遗珍系列丛书

一降使全身气机畅达，则血寒去。气血流，经脉通，月经自来。我用此方时，去甘草，加槟榔、杭巴戟之类，以增强温通之功。

（七）脂痰型

主症： 体质肥胖，痰多并发呕吐，兼见白带。脉缓，苔白滑腻。

治则： 豁痰通经。

方剂： 加味导痰汤（《济阴纲目》）。

法夏 9g   陈皮 6g   茯苓 9g   甘草 3g   枳实 3g   黄连 1g   川芎 6g   生姜 2 片

用药心得： 方中法夏辛温，体滑性燥，能降逆止呕，燥湿祛痰，为本方主药；陈皮芳香醒脾，疏利气机，使脾阳运而湿痰去；伏苓淡能渗湿，甘能补脾，不仅使湿从小便而去，又和甘草共起中之效；生姜和胃，且制法夏之毒。脾气健，水湿化，以制生痰之源；枳实能下气破坚，加黄连清中焦郁热；川芎行血和血。共治痰湿阻滞，身体肥胖之经闭。我用此方时，常加菖蒲、郁金、竹茹、远志等为豁痰之品，以增强疗效。

（八）虚劳型

主症： 劳病咳嗽，或无痰或有痰，或痰带血丝，寒热盗汗，羸倦食少，心神不安，室女经闭。

治则： 补虚劫劳。

方剂： 劫劳散（《太平惠民和剂局方》）。

白芍叶 180g   黄芪 60g   甘草 60g   沙参 60g   当归 60g   法夏 60g   茯苓 60g   五味子 60g   阿胶 60g   熟地 60g

上药研末，每用 9～12g，加生姜 3 片，大枣 2 枚，水煎服。

用药心得： 白芍养血平肝，长于敛阴，为本方主药。黄芪补气升阳，固表止汗；当归养血调肝；阿胶滋阴补血止血；沙参润肺止咳，养胃生津；五味子味酸涩，敛肺气而止喘咳；法夏降逆止呕，燥湿祛痰；茯苓淡能渗湿，甘能补脾，不仅使湿从小便而去，又与甘草共奏和中之效；生姜、大枣调和营卫。本方有补气益血，滋阴止嗽之功。主要用于现代所称的结核性经闭。我用此方时，常与一贯煎、集灵膏、滋水清肝饮、滋荣养液膏合用。若见往来寒热或先寒后热者，可服张锡纯的玉烛汤。

（九）肝经郁热型

主症： 室女经闭，精神抑郁，两胁不舒，食少纳呆。脉弦软而滑，或滑数，苔薄，舌尖红。

治则： 疏肝解郁，清热通经。

方剂： 加味逍遥散（《医宗金鉴》）。

当归 5g　白芍 5g　茯苓 5g　柴胡 3g　焦白术 3g　薄荷 2g　香附 3g　泽兰叶 3g　生地 9g　丹皮 3g　郁金 3g　黑栀子 3g　黄芩 3g

用药心得： 本方由丹栀逍遥散加味而成。薄荷消风热；香附、郁金疏肝、理气、解郁；黄芩、栀子、生地清热凉血；郁金、泽兰祛瘀散结，活血通经。全方共有疏肝解郁、清热通经之功，治疗妇女肝脾郁结而引起的经闭。我用此方时，常加佛手、槟榔，以助疏肝行气的功效。

三、验案举例

（一）肝郁血瘀经闭案

杨某，女，34 岁，住德阳汽车某队。

初诊：1975 年 9 月 6 日。

症状： 月经已停四年，并未生育（输卵管阻塞）。少腹胀痛，精神郁闷，眩晕，失眠，胸胁胀痛，带多色黄臭。脉沉弦，舌质紫暗，舌边有小红点。

诊断：停经四年兼带下。

辨证：肝郁气滞，血瘀内阻，湿热蕴结下焦。

治则：疏肝理气，活血化瘀，佐以清湿。

自制方：

刺蒺藜18g　钩藤10g　蚕蛹20枚（焙干，研末，吞服）当归10g　川芎6g　生白芍12g　桃仁10g　红泽兰12g　地鳖虫10g　水蛭6g　红藤24g　蒲公英24g　琥珀末6g　槟榔10g　熟枣仁12g　夜交藤60g

一周6剂，连服两周。

并告之输卵管阻塞问题不加考虑，一俟停经恢复调整后，可用器械通，药物协助。患者欣然色喜。

疗效：基本好转，月事已行。

第二诊：9月21日。

症状：服上方至10剂，月经已来，量甚少，仅用半包纸。色污有块，腹部微痛，胸胁胀痛大减，带下也少。头已不晕，精神转佳，能睡能吃。舌质淡红。脉微弦，少腹隐隐作痛，形寒或血瘀未净。

自制方：

蚕蛹20枚（焙干，研末，冲服）　当归10g　川芎10g　红泽兰12g　水蛭6g　地鳖虫10g　山甲珠10g　槟榔10g　鲜生地渣（姜汁炒焦）20g　生姜渣（鲜生地汁炒焦）15g

一周6剂，连服两周。

疗效：显著好转。

第三诊：10月22日。

症状：上方共服18剂，腹部隐痛消失，已不觉形寒。带下已少，色不黄，月经已来，量转多，色红不污，精力好转。脉濡缓，苔薄白。

自制方：

沙参 20g　鸡血藤 18g　生黄芪 30g　女贞子 15g　旱莲草 15g　枸杞子 12g　益母草 24g　覆盆子 24g　制香附 12g　炒川楝 10g　山甲珠 10g

嘱每周 4 剂，连服 4 周。月经净后，就去某医院检查输卵管。

第四诊：11 月 28 日。

月经正常，经某医院检查，输卵管已通。脉苔正常。嘱仍以上方继服一个月，另取新鲜胎盘一个，不洗焙干，研末，一个月分服。

第五诊：12 月 28 日。

月经届期未至，是否又停？观察情况较正常。检查小便得阳性，患者喜极而泛说：使我苦闷的家庭，转向天伦之乐之境了。

按： 经闭证，是月经不调中一个主要证候。既有六淫之感，更多七情之伤。回忆某年武汉发大水时，全城妇女大半停经，水退后又不药而愈可征。总的归纳，有气滞血瘀、肝郁血枯和痰湿等证。

本案虽属气滞血瘀，却由不孕而发肝郁，既影响停经，更必须联系到肝肾冲任论治。方中蚕蛹起镇痉调肝作用，合钩藤饮尤效；桃仁、红泽兰、地鳖虫、水蛭、蒲黄，合动植两物活血化瘀更加有效；红藤、蒲公英、琥珀侧重清除下焦蕴结之湿热（带下或炎症）；槟榔行气而不耗气，鲜生地、生姜互炒，王旭高称为交加散，能通经调气，而对营卫失调表现形寒，似感冷者良效；炒川楝、山甲珠在不孕证中能起较好作用。故本案经过四月不断地治疗，能达到理想的效果。

（二）气虚血瘀经闭案

余某，女，35 岁，成都望江化工厂。

第一诊：1979 年 5 月 21 日。

症状： 病因人流刮宫，夫妇争论，当时有情绪，停经七月，腹痛拒

巴蜀名医遗珍系列丛书

按，带下腥臭，精神疲乏，食欲差，胸痞心悸。前医屡治无效。脉弦数，苔薄，舌质淡。

诊断：停经。

辨证：气虚血瘀，湿热蕴结，兼见肝郁。

治则：益气化瘀，活血清湿，佐以柔肝。

自制方：

党参 30g　鸡血藤 18g　生黄芪 60g　黑故脂 12g　地鳖虫 10g　水蛭 6g　红泽兰 12g　益母草 24g　当归 10g　川芎 6g　炒蒲黄 10g　红藤 24g　蒲公英 24g　槟榔 10g　琥珀末 6g

一周 6 剂，连服两周。

疗效：部分好转，月经未至。

第二诊：6 月 5 日。

症状：上方服 12 剂后，精神大见好转，食欲恢复，腹不拒按，带下减少，无腥臭气，但因月经未至，患者焦虑，肝郁之气尤增，胸胁痛感更盛。脉弦数，苔光色红。但心悸好转。

治则：侧重柔肝养阴，清湿活血。

自制方：

沙参 20g　鸡血藤 18g　生黄芪 30g　女贞子 24g　旱莲草 24g　夏枯草 15g　薤白 12g　炒川楝 10g　生白芍 12g　覆盆子 24g　当归 10g　川芎 6g　生蒲黄 10g　水蛭 6g　广木香 10g

一周 6 剂，连服两周。另服银甲丸。

疗效：兼证悉解，月经已至，量多（用卫生纸三包）。

第三诊：6 月 20 日。

服上方 12 剂，同时投以银甲丸两周，病情显著好转。月经虽至，经量稍大（用纸三包）。但由于月经已至，患者欣喜，肝气郁结已消失无余。总觉经量还大，幸脉已平缓，舌色正常。拟再予调冲，益气，清湿（原经西医查有盆腔炎），以期巩固。

自制方：

太子参 20g　鸡内金 9g　仙鹤草 30g　鸡血藤 18g　生黄芪 30g　益母草 24g　覆盆子 24g　何首乌 30g　槟榔 6g　砂仁 6g　广藿香 6g

一周 6 剂，连服两周。同时配合服用银甲丸两周，以清除下焦蕴结之湿热而治带下。

并嘱两周后停药观察。至 8 月 26 日因腹泻就诊，问其月经情况，她说：已经行三次，与往日周期 28 天一样，经前后有带，但毫无黄带象，从停经恢复后一切如常。

按：停经即闭经。闭经病因较多，有六淫之感和七情之伤，也有产后肾虚波及奇恒之腑，导致月经紊乱而停经。更有气虚血滞，虚中夹实，湿热蕴结下焦，而致停经。原因尚多，不胜枚举。

本病既因人工流产，也等于产后肾虚，况还有情绪关系。因此，出现气虚夹瘀，肝气郁结，湿热蕴结多方面原因而形成停经。方中以参、芪益气，并采取鳖甲煎丸和化癥回生丹中主要虫类药，以疏络通经，及失笑散、一贯煎、滋水清肝饮中所选药物。治疗数周，逐步恢复正常，得到良好效果。如果不结合病因和病情转化趋势，专用桃红四物汤强通硬治，收效反不显著。

（三）继发性经闭案

杨某，女，20 岁，某信箱工人。

初诊：1977 年 6 月 7 日。

症状：闭经近三月。腰痛，胃脘隐痛拒按，心烦，身热，大便色黑，眠差，纳食少，时昏倒，脉缓，舌质紫暗，苔黄。

诊断： 经闭，便血。

辨证： 气阴两虚，血热血瘀。

治则： 益气养阴，清热利湿，止血化瘀。

自制方：

泡参 24g　生黄芪 60g　鸡血藤 18g　女贞子 15g　旱莲草 20g　红藤 24g　蒲公英 24g　地榆 10g　槐花 10g　白及 15g　生蒲黄 10g　地鳖虫 10g　九香虫 9g　仙鹤草 30g　益母草 30g　当归 10g　琥珀末 6g

一周 6 剂，连服两周。

疗效： 显著好转。

第二诊：6 月 20 日。

症状： 上方服 3 剂后，月经即来，连服 12 剂后，纳食增加，睡眠好转，大便转黄。唯腹隐痛，苔黄厚。

自制方： 照上方加减。

泡参 24g　当归 10g　鸡血藤 18g　蒲公英 24g　琥珀末 6g　败酱 12g　生蒲黄 10g　延胡索 9g　红泽兰 12g　九香虫 9g　地鳖虫 10g　仙鹤草 30g　益母草 30g

一周 6 剂，连服两周。

疗效： 1978 年 5 月随访，月经一直正常，全身很舒服。

附：陆养愚治经闭腹痛便血案

施凤冈尊正，素嗜五辛，三孕皆不育。至三十岁，即月事不来，将及两年。胸腹作痛，行走无定处，数日一发，甚者一日二三发。养血行血之药，无日彻口，身体特热，肌肤渐瘦。一医谓凤冈曰：补血不补气，无阳则独阴不生，血何来乎?用人参、黄芪、白术、肉桂、当归、川芎，以峻补温行之法治之。服数剂痰中见红，大便干燥带血。陆养愚诊其脉，两手举按皆数而弦，右关数而弱，两尺数而滑涩。曰：血虚不待言，然血因火耗，肌肉身热，痛无常处，作止不定，六法浮沉带数，皆火象也。愚见，清其热则血得其养而经自来矣。医曰：天寒地冷则水凝成冰，天暑热则经水沸溢。夫寒则凝涩，热则流通，此不易之理。君独以清火疗血闭，果何说乎?陆曰：《素问》一书，可以意会，不可以意执彼寒止而热行者，盖为无火病者言之也。今经闭不行，以致肌肉消削，又不可以此为例矣。《内经》曰，二阳之病，发心脾，有不得隐曲，女子不月其传风消，传为息贲者死。王太仆曰，二阳胃与大肠也。二经有热，心脾受之，以消烁肌肉，上气喘逆。今病者素嗜辛辣，非肠胃有热乎?今已移之心脾，月事久不行，肌肉消削，是传为风消，幸不喘咳，未至息贲耳。复投以温热之剂，是抱薪救火。即《内经》所云，赞其复而翼其胜者也，病岂不增剧乎。法当清肠胃之积热，使心气下降，续以滋阴之剂济之，是水泉通则流不绝，月事有不来乎。彼医亦即首肯，因用三黄汤加山栀、丹皮、生地、白芍十剂，痰红便血俱减。更以前方加归芎十剂，而月事通矣。以六味丸加知母、黄柏、紫河车一具服之，药未终而即受孕。

卢绍庵曰：养体须节五辛，辛温助火，火乃消烁万物。嗜好之久，宜其孕而不育，月水枯涸。他医复用温补，以致现证为斯，先生高明远识，引经文以证病如诸指掌，非但病人获愈，一时开愚医之蒙蔽，尤足训后汉于无穷。（《女科医案选粹》）

渭川评析： 闭经之原因，归纳起来，可分为两类：虚者，多为阴虚

巴蜀名医遗珍系列丛书

血亏，冲任空竭，无血可下；实者，多因气血郁滞，瘀血内阻，胞脉不通，血不下行。其表现的征象，如肝肾阴虚、气血虚损、气滞血瘀、痰湿内阻。此外，有关奇恒之腑形成经闭种类亦多。如西医所谓垂体性闭经、卵巢性闭经的辨证并不能出上列四种范围。

本案由于二阳内伏，化火烁伤脾阴，影响肝肾，渐成风消。陆养愚氏从《内经》阐明病理极是。但以三黄清热，须防三黄化燥之弊，其后用六味地黄丸善后，何妨开始就用魏玉横一贯煎或高鼓峰的滋水清肝饮加减。总之，此案值得参考。

第六节　崩　漏

一、概说

妇人经血，淋沥不断，名曰经漏，又名漏下。忽然大下不止，名曰经崩，又名崩中。崩者，血势涌出，如山崩水泛，即急性子宫出血。漏者，点滴断续，如屋中之漏水，即慢性子宫出血。先崩后漏，为崩证之久延，或先漏而后崩，为漏证之转重。历代医家对崩漏有各种不同的认识。《灵枢·百病始生》说："阳络伤则血外溢，阴络伤则血内溢。"《素问·阴阳别论》说："阴虚阳搏，谓之崩。"它是指血虚者有热，而致崩也。

《诸病源候论》说："崩中之病是伤损冲任之脉，盖冲任为经脉之海。劳伤过度，冲任气虚不能统治经血，忽然大下，谓之崩中，崩而内有瘀血，故时崩时止，名曰崩中漏下。"

《证类普济本事方》说："阴虚者尺脉虚浮，阳搏者寸脉弦急，是阴血不足，阳邪有余，故为失血内崩。"

《沈氏女科辑要笺正》说："《素问》此节俱以脉言，阴脉独虚则真阴不能自固，而阳脉偏搏击有力，则阳气不藏而浮动，阴为阳迫，能无崩中妄下之变乎……阴气既虚，自主无权，而孤阳乘之搏击肆扰。所以失其常轨，暴崩直注，且肝气善于疏泄，阴虚者水不涵木，肝阳不藏，疏泄太过，此崩中一证，所以是虚阳妄动也。"

《妇人大全良方》说："妇人冲任二脉，为经脉之海，外循经络，内荣脏腑。若阴阳和平，经下依时；若劳伤不能约制，则忽然暴下，甚则昏闷；若寸脉微迟，为寒在上焦，则吐血衄血；尺脉微迟，为寒在下焦，则血崩便血。大抵数小为顺，洪大为逆，大法当调补脾胃为主。"

《薛氏医案》说："崩漏之说，是由于冲任伤损，阴阳失其平衡，或喜怒劳役过度，则伤于肝，肝为藏血之所，肝既伤，则血不能循经络以行，失其常度而起崩中漏下。即张景岳所谓崩漏不止，经乱之甚者也。"

李梴著《医学入门》说："血热则流，血虚则溜泄。凡非时血行淋沥不已，谓之漏下；忽然暴下，谓之崩中。"

从上面的文献记载来看，崩漏的原因很多。有谓阴血不足，阳邪有余者；有谓阴虚火旺，迫血下行者；有谓劳伤不能制约者；有谓肝经有火，血热而妄行者；有谓脾胃虚损不摄血者，有谓肝经郁结血伤而不归经者，要皆不出于冲任失调，更有关乎脏腑经络。

清代沈金鳌著《沈氏尊生书》，归纳本病为六大端：一由火热，二由虚寒，三由劳伤，四由气陷，五由血瘀，六由虚弱。其中任何一端，都可导致冲任失调，造成崩漏重证，这样归纳是比较正确而全面的。

经血崩漏虽有寒热虚实之分，总由肝不藏血而脾不统血，心肾损伤，奇经不固，瘀热内炽，堤防不固，或崩或漏，血下失常。古人治疗暴崩，重在心脾，多宜温补。久漏则治在肝肾，法贵清通，其崩久下愈者，必静摄任阴，温煦冲阳；而治漏下者，则以固摄为主。或疏肝阳之郁滞，或补奇脉之不充。总宜详审病因，细辨施治。

二、分型论治

（一）血虚型

主症：劳伤气血，月经过多，或崩漏不止及妊娠胎气不安，或因损伤所致胎漏者。经色淡，血质薄，口唇爪甲苍白。脉缓细，苔薄，舌质淡。

治则：补血止崩。

方剂：胶艾汤（《太平惠民和剂局方》）。

当归 6g　川芎 3g　白芍 6g　熟地 9g　艾叶 3g　阿胶 3g　甘草 2g

用药心得：本方有补血调肝，活血止血作用。出血仅是现象，冲任虚损才是导致出血的本质。除止血外，须补血固冲，标本兼顾。阿胶既可滋阴补血，又能止血；艾叶既能温宫止崩漏，又具安胎止痛之功。二药作用全面，为方中主药。辅以当归、熟地、川芎、白芍养血调肝；白芍、甘草缓急止痛。则冲任之虚损可复，藏血之肝脏得调，而崩中漏下、半产下血、妊娠腹痛等症可愈。我用此方治崩漏时，常加仙鹤草、棕皮炭、血余炭以塞流，待崩漏止，再澄本清源。兼气虚者，加潞党参或吉林参。

（二）阴虚型

主症：经漏下血，血色殷红，午后潮热，五心烦热，咽干喉痛。脉细数，苔薄质绛，或舌赤无苔。

治则：滋阴清热固冲。

方剂：生地黄散（《河间三六书》）。

生地 9g　熟地 9g　白芍 6g　黄芪 6g　枸杞 6g　天冬 9g　地骨皮 6g　柴胡 3g

用药心得：本方生地、熟地、白芍、枸杞以滋养肝肾阴血，使阴血得充，则肝木柔和；地骨皮入血分而凉血；天冬能滋肾养阴，柴胡升清；黄芪益气以固冲。全方合起滋阴血、退虚热的作用，是治疗阴虚生热所致经漏的良方。我用此方时，合一贯煎，加女贞、旱莲、白及、仙鹤草，治疗阴虚崩漏，收效较好。

（三）虚寒型

主症：冲任虚损，督阳不足，崩中漏下，少腹觉冷，腰脊酸痛。经血色淡，质清稀。脉沉弱，苔薄白，质淡嫩。

治则：温督阳，固冲任。

方剂：鹿茸丸（《证治准绳》）。

鹿茸 30g　赤石脂 30g　禹余粮 30g　侧柏叶 30g　熟地 60g　附子 30g　当归 60g　艾叶 60g　续断 60g

共研细末，炼蜜为丸，如梧桐子大，每服 3～5 丸。

用药心得：鹿茸性味甘咸温，能温肾、补督、调冲、固带，故可止崩漏兼带下。用治崩漏带下属于虚寒症状者，常与滋阴养血的熟地、当归同用，为本方主药。附子有回阳救逆、温运脾肾，暖宫散寒的功效，是温里扶阳的要药；续断能补肝肾、温宫止血的艾叶和收涩止血的侧柏叶、赤石脂、禹余粮同用，便可塞崩堵漏，及治带下。所以，本方对肾阳虚、冲任不同的崩漏最适宜。我用此方时，去当归，加炮姜炭、杭巴戟、补骨脂，以增温肾固冲的功效。崩漏持续不止者，加仙鹤草、乌贼骨。

（四）气虚型

主症：气虚下陷，血随气注，成暴注下迫之候；或下血后，食少，水泄，日二三行。脉弱，苔薄。

治则：补中益气，升阳举陷。

方剂：益胃升阳汤（《东垣十书》）。

黄芪 6g　白术 9g　神曲 5g　当归 3g　陈皮 3g　甘草 3g　党参 3g　升麻 6g　柴胡 6g　黄芩 6g

研粗末，每 9～15g，水煎服。

用药心得：本方用党参、黄芪、白术补气固冲；当归、陈皮理气血以调经；升麻、柴胡升举清阳，辅助参、芪固冲任；佐黄芩，以防止温药燥热。本方用于气虚下陷的血崩最宜。

（五）血瘀型

主症：瘀结少腹急痛，或腹中有硬块、拒按，崩多则痛减，或胎前产后血晕血崩。血色紫黑成块。脉弦涩或伏，苔薄，舌质紫或有黑色瘀点。

治则：化瘀止血。

方剂：失笑散（《经验方》系清人何绍京著）。

五灵脂 9g　蒲黄 6g

上研末，每服 6～9g，加醋一小勺，再入清水煎，可入砂糖少许，热服。虚甚者，加人参 6～9g。

用药心得：失笑散为活血祛瘀镇痛方之一。此方用五灵脂通利血脉，散瘀止痛，目的在于祛瘀。蒲黄生用行血，炒用摄血。这种活血药与止血药同用的配伍形式，对立统一，相反相成。我临证运用时，常与琥珀散（《太平惠民和剂局方》）合用。琥珀 23g，白术 23g，当归 23g，桃仁 23g，赤芍 23g，柴胡 30g，鳖甲 30g，延胡索 15g，红花 15g，丹皮 15g，桂心 15g。共研为末，每用 12g，生姜 2 片煎服。

渭川评析：崩漏的证型甚多，总的以临床见症为依据，不能拘泥于上述几型。崩漏的治疗，要遵循急行治其标，缓行治其本的原则。在暴崩情况下，要防止气随血脱。治法以固脱回阳为主，应急取独参汤救急。或重用党参、黄芪、仙鹤草、棕皮炭、贯众炭、广三七等，以固气防脱塞流。对病缓者，应辨证论治，重以澄源，佐以塞流。从肝、脾、肾审察论治；肝血不足宜养之，肝气甚盛宜疏之，肾阳不足宜温，脾阴不足宜滋而养之。

崩漏每随妇女的年龄、产前产后等情况而各有差异，因而治法也各不相同。崩漏病的治则，必须注意以下四个方面，称为崩漏四要：

（1）青年血崩

病因：七情所扰，肝郁气滞，导致崩中。

治则：柔肝解郁，凉血安神。

（2）老年血崩（老年妇女经未断或已断，忽然暴发崩中）

病因：肾气渐衰，冲任失固。因老年妇女中气虚弱，脾失其统，肝失其藏，损及肾气和冲任。

治则：固气滋肾，调气和冲。

（3）胎前崩漏

病因：肝肾郁热，血失常度而致崩。

治则：澄源塞流。澄源即针对病因，紧急止血安胎；塞流即止血。

（4）产后崩漏

病因：产后调养失宜，或劳动太过，房事不慎。

治则：调气固血，速塞其流，防止气随血脱。

巴蜀名医遗珍系列丛书

此外，老年出现崩漏要警惕有无子宫癌、子宫肌瘤一类的器质性病变。青年妇女出现崩漏，要重视有无子宫外孕。排卵性功能出血，多见于年轻力壮（30～40）的妇女。其出血的病理，西医认为是毛细血管脆性增高。因此，多用凉血、止血、祛瘀的药物，如槐花、连翘、生地之类。无排卵性的功血，多见于青春期（16～18岁）和更年期（45岁左右）的妇女，亦可发生于流产后或产后卵巢功能不稳定时。此型与冲任不固相关，应以补肾固冲为法。

三、验案举例

（一）月经过频案

宾某，女，14岁，成都某中学学生。

第一诊：1979年9月3日。

症状： 月经过频，一月三次，量多，眩晕，心悸，胃胁痛，耳鸣腰酸，面色㿠白，乏力。脉弦细，舌质红。

诊断： 月经过频，量多。

辨证： 肝肾阴虚，气血不足，冲任失固。

治则： 滋养肝肾，益气养血，佐以调冲。

自制方：

沙参30g　鸡血藤18g　生黄芪60g　阿胶珠10g　炒川楝10g　生白芍12g　女贞子24g　旱莲草24g　麦冬10g　仙鹤草60g　益母草24g　覆盆子24g　槟榔10g　血余炭10g

一周6剂，连服两周。

第二诊：10月25日。

症状： 服上方后血止，眩晕、耳鸣、胃痛显著好转。腰酸未增重，四肢关节有痛感，检查血沉在 80 以上。

治则：祛风镇痛。

自制方：

沙参 30g　鸡血藤 18g　生黄芪 60g　阿胶珠 10g　炒川楝 10g　生白芍 12g　女贞子 24g　旱莲草 24g　麦冬 10g　覆盆子 24g　槟榔 10g　蜈蚣 2 条　乌梢蛇 10g　汉防己 10g

一周 6 剂，连服两周。

第三诊：11 月 20 日。

症状：月经已行两次，时间 28 天，经量正常，血色鲜红，眩晕、心悸未发，有带下，睡眠稍差。脉微弦，舌质淡红。

治则：柔肝，养肾，调冲。

自制方：

沙参 10g　鸡血藤 18g　夜交藤 60g　女贞子 24g　旱莲草 24g　覆盆子 24g　麦冬 10g　槟榔 6g　广藿香 6g

一周 6 剂，连服两周，以期巩固。

疗效：服药两周后，其母来谈："食欲、精神俱正常，因功课紧张而暂行停药。"1980 年 3 月，因患咳嗽来诊，询问月经病，她说：数月来经期正常。

按：由于肝肾阴虚，导致经期过频；经量多，更兼气不足；风湿杂病，并发心悸过甚及耳鸣眩晕，形成冲任失固，大量崩下。方以魏玉璜一贯煎加减，佐祛风活络、调理冲任之品。诊治三次，历时三月痊愈。

耳鸣、腰酸属肾虚见症。服第一方后，因腰酸未减，更兼血沉高，似兼关节风湿，故投虫类药，而关节痛止。其长期心悸或因风湿所致，其眩晕和胃胁俱痛当然属肝旺血热而使冲任失调。概用滋养肝肾，佐以祛风调冲而达全治。又因气血两虚，故方中侧重黄芪、阿胶，而防剧崩莫御之危。

（二）崩下、淋沥案

孙某，女，39岁，仁寿县方加公社某中学。

第一诊：1974年12月18日。

症状：暴崩下血，两周未止。色淡质薄，面色苍白，足浮肿，四肢冷，倦怠纳少，胸闷心悸，大便溏，关节痛，血沉高。脉细无力，苔薄白。

诊断：崩下，关节痛。

辨证：脾虚失统，冲任不固，湿滞关节。

治则：补脾益气，祛风止血。

自制方：

潞党参30g　鸡血藤18g　焦白术10g　槟榔10g　生黄芪60g　鸡内金10g　夏枯草30g　山楂10g　仙鹤草60g　桑寄生10g　蜈蚣2条　乌梢蛇10g　鹿角胶15g　蒲黄炭10g　糯米草60g　炒北五味12g

一周6剂，连服两周。

第二诊：1975年1月10日。

症状：服上方两周后，血已逐渐停止，尚有点滴淋沥，肿消，四肢冷感消失，关节痛减。食欲增进，大便不溏，但胃部隐痛，自汗。脉缓，苔薄白。

自制方：

潞党参30g　鸡血藤18g　焦白术10g　生黄芪60g　鸡内金10g　山楂10g　仙鹤草60g　桑寄生10g　蜈蚣2条　乌梢蛇10g　鹿角胶15g　蒲黄炭10g　炒北五味12g　九香虫10g　金樱子10g　槟榔10g

一周 6 剂，连服两周。

第三诊：1月25日。

服上方12剂后，淋沥之血全止。嘱服归脾丸、香砂六君子丸，间日换服。连服两周，观察月经情况。

第四诊：3月28日。

服丸药一个月后，因工作繁忙，遂停服。月经已行两次，俱按周期，量色正常。但胃部仍有隐痛，查大便有隐血。要求服成药。

嘱服云南白药少量，每周一瓶分服，连服两月，各症痊愈。曾来问：可否继服？嘱她完全停药。

按：崩与漏是相联系的，有先崩转漏，也有由漏转崩。崩症多由肝不藏血，脾不统血所致。这样造成冲任虚损，不能摄血；或因元气大虚，不能收敛；或因瘀血内阻，血不归经，而妄下等。本案属于脾虚崩下。因为脾统血，脾虚则统摄无权，冲任不固，出血量多，后期则淋沥不净。由于脾虚使生化之源不足，故色既淡而质又薄，况值气虚与脾阳不运，故可出现浮肿、心悸、脉细而弱，属心脾俱衰之征。治疗时，从整体立法，应多加兼顾，收效较速。

（三）月经量多案

钟某，女，40岁，成都某信箱技术员。

第一诊：1978年5月4日。

症状：月经量多数月，每次要用卫生纸八包以上。经色鲜红，经期胸闷，乳房胀，胃不适，腰酸腿软，全身乏力。脉象弦数，舌质淡红，苔薄白。

辨证：气虚肝郁，冲任亏损。

治则：益气疏肝，调冲止血。

自制方:

党参 24g 鸡血藤 18g 生黄芪 60g 女贞子 20g 旱莲草 24g 柴胡 9g 白芍 12g 薤白 12g 阿胶 12g 夏枯草 30g 仙鹤草 30g 大蓟 12g 小蓟 12g 炒升麻 20g 槟榔 6g 山楂 9g 神曲 9g

一周 6 剂，连服两周。

第二诊：6 月 4 日。

症状: 上方服后，月经已从原用八包卫生纸减少到只用四包纸。乳房胀好转，已无腰酸、乏力症状。现觉太阳穴痛。脉细数，左寸脉弱，舌质淡红，苔薄白。

自制方:

党参 24g 鸡血藤 18g 生黄芪 60g 炒北五味 15g 女贞子 20g 血余炭 10g 蒲黄炭 10g 蔓荆子 15g 阿胶 12g 夏枯草 30g 仙鹤草 30g 炒升麻 20g 槟榔 6g 山楂 9g 神曲 9g

一周 6 剂，连服两周。

疗效: 患者诊治两次，服药 20 余剂，月经已恢复正常，其他症状均缓解。

按: 以上共叙月经病五种。其月经量少或量多，可并入先后期内，故不另立专章。无论月经先期，还是后期，其病理机制，总不外功能失调，是易于辨证的。其辨证却在气血虚实和经量多少，此为治疗依据。其血色浓淡，是与脏器关连的，特别是肝脾肾尤为重要。不论病情如何错综复杂，只要把重点抓住，即可收立竿见影的功效。

第七节　月经疾病总结

月经病的原因，不外六淫七情，劳倦内伤。月经病的辨证，不外寒热虚实，气血痰湿。其涉及脏器主要在冲任、肝肾，临床常用方剂有四物汤系、四君子汤系、一贯煎系、逍遥散系等。所谓系者，即以某一方为主，随证配合其他方药。

兹举四物汤系为例：四物汤主要效能是调经补血镇痛，为妇科调经总方。在本方的基础上，如经色紫黑、脉数为热者，加黄芩、黄连；如经色淡、脉迟为寒者，加桂枝、附片；如人肥有痰者，加半夏、胆星、橘红；如人瘦有火者，加山栀、知母、黄柏；气郁脾滞者，加木香、砂仁、苍术、神曲；瘀滞者，加桃仁、红花、延胡索、肉桂；气虚者，加党参、黄芪；气实者，加枳实、厚朴；经水逆行者，加牛膝、红泽兰、茜草；血崩者，去熟地，加生地、蒲黄之类。其他可依此类推。月经病主要症候有五：

一、月经先后期或无定期

虽表现的病状不同，但病因病理则一（肾气衰减，冲任不调，生殖官能病变，或其他脏器关系）。所谓月经先期，即经水不及期先至。所谓后期，乃经逾期方来。更有先后无定期者，为经来或先或后，差错无定。先期者为热，后期者虚实各半。其先后无定者，多因积郁所致、先期尺脉洪滑者，为水火有余；脉细数者，为血虚肝旺。经量多者清火，经量少者补水。后期脉微细或沉或虚数，大半属虚寒，或因血热血少，色泽不鲜或黑色，或量多，宜补肝肾，治宜温经摄血。经量少，治宜益

巴蜀名医遗珍系列丛书

气行瘀，主四物汤系方剂随证加减。凡经来前后无定者，多由肝郁，治宜疏肝解郁，则逍遥散系方剂随证加减。但须注意者，柴胡、薄荷性能疏泄，必须依据患者禀赋适当施治，不可专恃成方，呆板运用。调经要义，总不外热者清之，寒者温之，有余者泄之，不足者补之，肝郁者条达之。总之，应权衡规矩，灵活掌握。

二、崩漏

崩与漏病情不同，病因病理则一。由于冲任不能摄血，或因肝脾不藏不统，或因热在下焦、迫血妄行，或因元气大虚，或脏器病变等而致瘀血内阻，新血不能循经。总属冲任不固，阴阳偏胜所致。治疗法则，仍属四物系和逍遥系的范畴。凡见冲任虚损，脉微弱，虚阳妄动者，宜补气血，治宜胶艾汤、十全大补汤之类。肝气偏胜者，则逍遥散系方剂选用。病久不愈，主当归补血汤。有瘀者疏之，有热者清之。然此证总不出肝肾冲任，治疗亦必以寒热虚实为依据。初起为实热，日久自虚实。初起宜止血塞流，次宜理血清流，终则补血复旧。屡治无效，必有癥瘕，于辨证论治中必须竟委穷源。

三、闭经

闭经一证，主要表现为经水断绝不来。其主要原因是冲任瘀滞，血海枯竭，肝气郁结瘀滞。冲任虚损，多因患其他脏器疾病，影响造血机能。肝郁则由于精神刺激，导致暂行性闭经，治疗方法可从血枯、血滞、肝郁中酌选。血枯宜补，除四物系、一贯煎系外，可选用当归补血汤之类。血滞宜通，则当归散、通经汤都可选用。火闭不通，肌肤甲错，大黄䗪虫丸、理冲丸随证酌选。若为精神因素的肝郁，则逍遥系方剂可选用。

四、痛经

痛经是月经将行之前腹痛，或月经既行之后腹痛，通称痛经。经行之前腹痛，血有紫块者，证属冲任瘀阻，治宜宣郁通经。经行之后腹痛，证属肾水虚、肝气郁，治宜补肾疏肝。尚有经行三五日，脐下剧痛，甚至寒热交作者，证属寒湿互滞，治宜利湿温中。

五、倒经

妇女在经行之前，经水不循经下行，而上逆为吐衄，甚至眼、耳出血，即现代医学所称代偿性月经。由于肝阳上逆，或血热上涌，治宜降肝逆，平肝火或凉血，统以四物汤加茜草、藕节、牛膝。热证，主犀角地黄汤加茜草、牛膝、降香。前人虽有见血无寒证之说，然而失血既多，热随血去，当以清血补虚为主，《傅青主女科》之归纳汤可酌用。此外，还有经行之前，大便下血者，为心肾不交，宜补心肾，如用顺经两安汤之类。

近人张山雷笺正《沈氏女科辑要》、王慎轩著《女科医学实验录》、张锡纯著《医学衷中参西录》内有关妇科疾病治疗都有独到之处，其经验值得参考。

此外，将月经病的病因证治列表 4 于下，供读者查阅。

巴蜀名医遗珍系列丛书

表4 月经病治疗简表

病名	病因	主证	特征	辨证治疗	主方
先期行经	热实阳过	未及期经水先来	腹胀拒按	肝郁血虚（潮热盗汗）	丹栀逍遥散
月经后期	虚寒及其他	经水过期方来	喜热不拒按	肝郁脾虚（胁痛）	加减归脾汤
				气血两虚（形寒气短促）	补中益气汤 补气固精丸
				阴虚内热（骨蒸潮热）	清经汤 两地汤 先期汤
				实证兼血热（喜冷畏热，经有腐臭气）	黄芩四物汤 越鞠丸 加味六神汤
				血寒血滞（少腹痛，过期不行）	温经汤 温经摄血汤 过期饮
				血虚血热（经少色黑）	连附四物汤
				痰滞兼湿（或数月一行夹带下）	苍砂导痰丸
先后无定期	肝郁	经来或先或后	气逆胁痛	胸胁胀痛（头眩心悸互见）	逍遥散加减
闭经	内伤外感	经水断绝不来	限局包块	血瘀经闭（经水不通，腹部积聚）	当归散 大黄䗪虫丸 理冲丸
				血寒经闭（过期不来，面青怕冷）	吴茱萸汤

第二章 胎前疾病

第一节 胎前疾病概论

《素问》说："阴搏阳别谓之有子。"搏乃脉之应指拍拍有力，节律分明，但见于阴分之尺部，与阳分寸部显然有别。这就是怀孕的征象。《素问》又说："妇人足少阴脉动甚者，妊子也。"再次指出，尺脉动盛是有孕之兆。（足少阴肾脉动，即动摇之意）。唐代王冰著《素问答》说："手少阴误矣"。隋人全元起著《内经训解》作足少阴候之尺中。经云：尺里以候腹中，应当在尺为近理。元起之说是，而王冰以足为手，理不可通。又说："何以知怀子之且生也？曰：身有病而无邪脉也。"意思是妇人停经，食减，呕吐，而脉象和匀有序，是为怀妊之征。据上记三则，为中医论妊娠最早记载，且指出孕脉为尺脉旺盛。阴搏阳别之阴阳，是代表脉的尺寸部位。后世论脉，以滑而冲和者为孕脉。颇近似《脉经》说："妊娠初时，寸微小，呼吸五至。三月而尺数也，脉滑疾，重以手按之散者，胎已三月也。脉重手按之不散，但疾不滑者五月也。"

又说："尺脉左偏大为男，右偏大为女，左右俱大产二子。"《脉经》据两尺言，但必须以滑爽为断。至于三月、五月及左男右女俱属理想，皆不可靠。要知《脉经》的价值，是总结前人经验，整理发挥成为系统的理论。但其中有极少部分是出诸传说和理想。所以，读古人书，自己要有鉴别的能力，取其精华，弃其糟粕，不可尽信古书。关于凭脉辨孕，清代叶子雨著《脉说》一书，其论述可参考。他说："经停患病疑孕，诊其脉，三部浮沉大小正等，无浮弦芤涩之形，亦无搏击流利之象。三指齐按，指下俱似有形，即所谓按之不绝。此身有病，而无邪脉者是也。手少阴脉动甚者，乃经事仍在三四十日之间，诊之左寸脉动滑，乃血敛欲聚以养胎，心主血，而通百脉也。阴搏阳别者，言两尺之脉滑数搏指，与寸部之阳脉有异也。而尤重于左尺数，左关微，乃有孕之征，此脉常见于八九十日之间，若是有孕之脉，必有气如线漉漉争趋，过于指下，如失之上射也。大举其指反有不见，此滑疾之象者。故孕者无论其脉如何软弱，如何迟缓，而按断微举之时，必有气随指上浮，争超如线，既举复按，既按复举，屡审不爽，孕无疑矣。若非孕也，无论其脉如何洪滑，如何数疾，而当按断微举之时，必无气线过指，即或有之，亦必不能滑疾有神，且不能随指即上，指既举而气乃至，不似孕脉之气随指直上，有不待指举之意也。盖胎孕者，肾之事也。诊者，自当以审察肾气为主。"

叶氏有丰富的医学知识和经验，虽然著作不多，但很有价值。关于脉学方面，有《脉说》一卷。能发叔和所未发，其辨孕之说，多本之《难经》，而发挥自己的经验。所谓"气随指上，气线上浮过指之说"，看来近似于神秘玄谈，实则是本于经验体会。由宋人施发（1244年）根据自己在手指觉察出来的脉搏跳动现象，绘为图像，共33幅图。这种将脉搏跳动描成图像的发明，实属惊人的创造，可惜当时未受到重视。直到1860年，法国人玛莱氏发明脉波计，这种愿望才变成真正的实现（《中华医史杂志》，李涛的南宋医学，1954年1月）。叶氏的论述，也可能具有科学性，值得今后进一步研究。

有人认为，孕脉有验者和有不验者。如清代王孟英著《潜斋医学丛书》说："余自髫年，即就专行研究于此，三十年来见闻多矣。有甫受孕而脉即呈现于指下者，有半月一月后见于脉者，有始见孕脉而五六月之后反不见孕脉者，有始终不见脉反沉伏难寻者。古人所论，各抒心得，奈死法不可以限生人。"

王氏的论述，是由于实践而来的。现在辨孕，一般用科学的方法检查，如采用青蛙试验等比较可靠。古人以川芎试胎，尚有堕胎之虑，已不采用。说明不可单凭脉来辨，孕否，最好采用现代的科学方法检查，较为安全可靠。

在孕妇用药方面，古人颇重视禁忌。如因孕妇病而胎不安者，主治其病，病愈则胎自安。正如《内经》所说："有故无殒，亦无殒也。"虽有大积大聚者，用量不可过量，应当轻剂治之，适当而止。故《内经》有"大积大聚，其可犯也，衰其大半而止，过者死"之戒。由此可以证明，在古代文献中，对孕妇用药，早就有原则上的提示。

古人很重视孕期卫生。如徐之才（北齐人，家世业医，之才善医无著作）的逐月养胎法："妊娠一月名胎胚，足厥阴肝脉养之；二月名始膏，足少阳胆脉养之；三月名始胞，手少阴主心胞络脉养之；四月始受水精以成，血脉手少阳三焦脉以养之，五月始受火精以成，足太阴脾脉养之；六月以受金精之气以成筋，足阳明胃脉养之；七月始受木精之气以成骨，手太阴肺脉养之；八月始受土精之气以成肤革，手阳明大肠脉养之；九月始受石精之气以成毛发，足少阴肾脉养之；十月五脏六腑皆具，候时而生。"

徐氏养胎法虽不尽善，但对后世多有启发。巢元方之《诸病源候论》和孙思邈著《千金要方》皆据此发挥，于是养胎之法大备。自此以后，各种妇科书籍，都没有胎前疾病的记载，所见的胎前疾病，如恶阻、胞阻、转胞、流产、子痫等。

巴蜀名医遗珍系列丛书

第二节　恶阻（妊娠呕吐）

一、概说

恶阻，谓妇人受孕四周之后，出现恶心、呕吐、头眩、恶食、择食、或恶闻食气、好食酸咸、或发寒热、心中烦闷、恍惚不能支持等表现，称为恶阻。其证有轻重之别：轻者，当不妨碍饮食，过半月一月即可自愈，大约妊娠四个月后，即少见有恶阻；重者，呕吐剧烈，妨碍饮食，影响健康，甚至虚脱，故必须服药。《金匮要略》说："妇人得平脉，阴脉小弱，其人渴不能食，无寒热，名妊娠，桂枝汤主之。于法六十日当有此证，设有医治逆者，却一月，加吐下者，则绝之。"

《金匮要略》以妇人经断之后，脉平无寒热等症，似为恶阻之渐，故认为阴脉小弱为妊娠象征。桂枝汤虽不能治恶阻，但有调营卫功用。既见恶阻证候，如果医者断不出是孕，而用药不适当，便起了相反的作用而增加吐下。这样就必须停药，这是《金匮要略》对恶阻的认识。明代楼全善著《医学纲目》就深得仲景之法。他说："尝治一二妇人，恶阻病吐，前医愈治愈吐，因思仲景绝之之旨，以炒糯米汤代茶，停药月余则渐愈。"

《诸病源候论》说："恶阻病者，心中愦愦，头眩四肢烦痛……恶闻食气，欲口服寒酸果实。""经血既闭，火愤于脏气不宣通，故心烦愦闷、气逆而呕吐也。血脉不宣，经络痞涩，则四肢沉重，挟风，则头目眩也。"

《千金要方》恶阻候与《诸病源候论》同，主茯苓半夏汤（方见治疗）。

妊娠恶阻，良由母气不充，水谷之气不能运化，蕴积而为痰涎，致呕逆困殆，调治之法唯以健运豁痰为首务。方用（指本方）人参鼓舞二陈之制，以运痰止呕，兼旋覆以升散结气。芎、芍、地黄以保营血，用细辛者，协济芎地以开血分经脉窍隧之邪。世俗每谓半夏辛散，胎未成形时为之切禁。若妊娠肥盛多痰者，不去其痰，则胎不安。癥瘕多火者，不去其火，则胎不稳。

《沈氏女科辑要笺正》一书对方义更有发挥："是方开泄降气，化痰之逆，而以旋覆干旋干运，参地固摄真阴，又加细辛以通中州（指脾胃）阳气，则脾之消化健，而痰浊自退，呕吐可定。但芎䓖太升，甘草太腻，是可减之。或谓细辛气味俱雄，古人谓其直透巅顶，是升胜之势较之川芎殆将倍徙。如谓眩晕呕吐不宜于升，似当先除细辛，而后再认芎䓖，细辛气升质降，可以解郁化痰，但不当与人参、芍药等量。推芎䓖形质气味无一不升，呕家必非所宜。"

观上面两家对茯苓半夏汤的解释，俱精深独到，并将恶阻的原因归纳到母气方面，并以化痰解郁，通达气机为治疗法则，立论较确切。学习中医妇科，从这些方面着手，才能深入骨髓。

《丹溪心法》说："有妊二月，呕吐眩晕，脉之左弦而弱，此恶阻因怒气所激，肝气既伤，胎气上逆，从茯苓半夏汤下抑青丸（即黄连一味为末，粥糊丸麻子大，每服二三十丸）。"

妊娠凡呕吐，多属肝气上逆，就是没有怒气激动，其病本于肝，故此方有效。李梴著《医学入门》说："恶阻是由于子宫经络络于胃口，故逢食气引动精气冲上，必食吐净后精气乃安。"此系根据经络学体会，提出恶阻的病因，与现代医学所谓恶阻的表现，是因子宫特殊生理引起反射刺激，由延髓呕吐中枢传达于胃壁所致的理论相似。

巴蜀名医遗珍系列丛书

《景岳全书》说:"凡恶阻,多由于胃虚气滞,然亦有素本不虚而忽受胎妊,则冲任上壅,气不下行,故为呕逆等证。"

《傅青主女科》说:"妇人怀妊之后,恶心呕吐,思酸解渴,见食憎恶,困倦欲卧,人皆曰妊娠恶阻也,谁知是肝血太燥乎。"此所谓肝血太燥,应于平肝补血之中,加健脾开胃之品,以生阳气,则气能生血,尤益胎气。或疑气逆不当,再用补血之品而助逆。但妊娠恶阻之逆,是因虚而逆,补气则逆转,此为傅氏治肝气血燥恶阻之本旨。又有肝郁气滞,胸膈胀闷,见食不思,不能多吃,虽系妊娠,而非恶阻,即一般所说的妊吐,宜分别论治。

治法以调和脾胃为主。若胃气不足者,宜人参橘皮汤;若脾胃湿浊阻滞、呕吐不食者,宜半夏茯苓汤;若中脘停痰者,宜二陈汤、六君子汤加枳壳;若因胃寒者,宜醒脾饮子;若因胃不和者,宜本人验方——竹茹麦门冬汤有效。

二、分型论治

(一)胃虚气逆型

主症: 胃虚气逆,食入则吐,或呕吐清水,脘腹痞胀。脉缓,苔白。

治则: 益胃降逆。

方剂: 人参橘皮汤(《证治准绳》)。

沙参 30g　橘皮 30g　白术 30g　麦冬 30g　甘草 9g　厚朴 15g　茯苓 15g

共研粗末,每用 12g,竹茹 5g,生姜 2 片,煎水服。

用药心得: 本方以沙参、麦冬养胃生津;茯苓、白术补气健脾;又甘草不仅补脾，还用其甘缓之性，以缓和气逆；厚朴温燥，偏于行气，以散满消胀为主；橘皮性温，功能下气，疗呕哕反胃，与生姜、竹茹同用，降逆止呕之功更强，且无温燥之害。本方有益胃降逆之功效，故用于胃虚之妊娠恶阻较宜。若偏胃热者，加黄连；呕吐甚者，加半夏、灶心土。

（二）脾虚胃逆型

主症：脾气虚弱，胃气失健，食少纳呆，恶心呕吐，胸满腹胀，大便溏泄。脉缓无力，苔薄，质淡。

治则：健脾和胃。

方剂：六君子汤（《太平惠民和剂局方》）。

党参 6g　白术 6g　半夏 6g　陈皮 3g　甘草 3g　茯苓 6g

用药心得：本方以四君子汤为基础，健脾益气，促进脾的运化功能；且燥湿祛痰，和胃降逆，对脾虚胃逆恶阻者甚宜。使用时，还可加生姜、大枣。

（三）寒湿滞胃型

主症：妊娠恶阻，呕逆不食，甚者中满，口中无味，或作寒热，或胃脘冷痛。脉缓细，苔白厚腻，质淡。

治则：温中散寒，除湿止呕。

方剂：醒脾饮子（《王氏博济方》）。

草豆蔻 15g （煨去油）厚朴 15g　干姜 30g　甘草 38g

共研细末，每用 6g，生姜 2 片，大枣 2 枚，水煎服。

用药心得：干姜、草豆蔻性味辛温，有散寒燥湿、温胃止呕的功效。用于寒湿困脾滞胃，常与温中下气的厚朴、和温中止呕的生姜配伍应用。大枣、甘草补脾护胃，共奏温中散寒、除湿降逆的作用。用本方时，可加砂仁、半夏，以增温中止呕的功效。

（四）痰浊中阻型

主症：妊娠恶阻，心烦眩晕，恶闻食气，好食酸咸，恶寒汗出，多卧少起，百节烦痛，羸瘦多痰。脉弦滑，苔白腻。

治则：运中豁痰。

方剂：半夏茯苓汤（《备急千金要方》）。

半夏 38g　茯苓 23g　干地黄 23g　橘红 15g　川芎 15g　紫苏 15g　沙参 15g　白芍 15g　桔梗 15g　细辛 15g　甘草 15g

共研粗末，每用 15g，生姜 2 片，水煎服。

用药心得：本方中半夏豁痰降逆为主，配茯苓、橘红、细辛、桔梗助其化浊涤痰，且有健脾燥湿、澄痰浊之源之功；紫苏、川芎、白芍疏肝平肝，以助脾运；佐地黄，防诸药过燥耗血。全剂共具健脾化湿、豁痰降浊之功，故对痰浊中阻的妊娠反应有效。我用此方时，去川芎之辛窜，恐其伤胎，加枳壳既可疏肝运脾，又于胎无妨。

（五）脾胃不和型

主症：妊娠恶阻，呕吐不能饮食，卧床不起，头眩体弱。脉弦滑小数，苔薄白，底有红点。

治则：疏肝和胃。

方剂：竹茹麦门冬汤（渭川经验方）

竹茹 5g　麦冬 6g　砂仁 2g　怀山药 9g　藿香 5g　茯苓 9g　白芍 5g　扁豆 9g　公丁香 1g　冬瓜仁 9g　丝瓜络 3g　甘草 3g

另用灶心土 60g，开水泡化，用澄清的水煎药。

用药心得：方中竹茹、公丁香、灶心土、砂仁等和胃降逆，藿香、丝瓜络、白芍等疏肝平肝；怀药、麦冬、扁豆、甘草和胃，防香燥；且麦冬、白芍有柔肝之功。如此两和肝胃，肝得柔则疏，胃得养则降，故用于肝胃不和之恶阻有显著疗效。不用柴胡疏肝者，是防其升阳助逆也。

（六）冲气上逆型

主症： 恶阻重证，饮水入口即吐，大便燥结，满腹作痛。脉细急，苔黄薄。

治则： 降冲安胃。

方剂： 安胃饮（《医学衷中参西录》）。

清半夏 30g（温水淘洗两次，毫无矾味） 净青黛 9g 赤石脂 30g

用药心得： 用煮饭小锅，煎取清汁一大碗，调入蜂蜜 60g，徐徐温饮下。一次只饮一口，半日服尽。

若服药吐仍未止，或其大便结燥者，去赤石脂，加生赭石 30g；若嫌青黛微有药味者，亦可用半夏、赭石。或疑赤石脂堕胎，答说：恶阻之剧者，借赭石镇逆之力，气化乃适得其平。《内经》所谓有故无殒也。《伤寒论》中的旋覆代赭石汤，用于恶阻而胎不堕可证。此说本方之方义。

（七）营卫不和型

主症： 形寒呕吐，气逆腹胀。脉浮缓，苔薄白。

治则： 疏风邪，调营卫。

方剂： 旋覆花汤加减（《女科医案选粹》）。

旋覆花 9g 厚朴 3g 枳壳 3g 炒枯芩 3g 茯苓 9g 制半夏 6g 苏叶 5g 前胡 3g 生姜 2 片

用药心得： 方用旋覆花、前胡、苏叶、黄芩疏风邪，以调营卫；枳壳、厚朴、茯苓、半夏安胃降逆，以止呕恶。不用桂枝、白芍调营卫，恐桂枝通经于胎不利。若偏风热者，加桑叶、菊花。

三、验案举例

谢某，女，30岁。住重庆某邮政信箱。

第一诊：1975年4月9日。

症状：曾人工流产两次，现已怀孕两月，吐酸水，甚苦。食入即吐，胸胁胀闷，精神疲乏，头眩晕，烦渴，大便燥结。脉弦数，舌红苔黄。

诊断：妊娠恶阻。

辨证：肝火上冲犯胃。

治则：清热调肝和胃止呕。

自制方：

沙参10g　生白芍10g　枸杞12g　女贞子24g　菊花10g　刺蒺藜10g　瓜蒌皮10g　竹茹12g　旱莲草24g　制旋覆花10g　广藿香6g　生牛蒡24g　麦冬10g

一周6剂，连服一周。

疗效：呕吐减轻。

第二诊：4月18日。

症状：服上方至6剂，能吃藕粉、麦乳精，想吃仍有呕意，大便已解不结，眩晕口渴显著减轻。脉弦缓，舌质淡红，苔黄渐退。

自制方：

沙参10g　生白芍10g　枸杞12g　刺蒺藜10g　女贞子24g　竹茹12g　旱莲草24g　制旋覆花10g　广藿香6g　黄连6g　吴萸3g　麦冬10g

一周 6 剂，连服一周。

第三诊：4 月 26 日。

症状：病情悉解，能吃稀饭、面食，不呕吐，小便清长，大便逐日能解。

自制方：

沙参 10g　　焦白术 10g　　茯神 10g　　桑寄生 10g　　女贞子 10g　　厚朴 3g　　生麦芽 30g　　广藿香 6g　　砂仁 3g

一周 6 剂，连服两周。

疗效：服完痊愈，照常工作。

按：本案属胃热恶阻，由于平时肝阳偏亢所致。既妊之后，肝血转虚，阴虚则阳亢，肝旺犯胃，胃气失和，肝郁化热，犯胃而成。呕更有经络受冲脉之气上逆，故出现严重呕吐，甚至粒饭不易下咽。因为肝郁气滞，肝火上炎，逆而反胃，故有胸闷呕逆。肝胆相为表里，肝气上逆，胆火上升，出现胁痛。热盛伤津，舌红咽干、便结。

方中沙参、枸杞、蒺藜、麦冬消肝养阴，滋润；生牛蒡润滑大肠，故便通；黄连苦降，清胃热；竹茹清热；旋覆花镇吐有效。前后历时一月，服药 20 余剂，使严重胃热型、严重肝热型的妊娠恶阻痊愈。

附：朱丹溪治妊娠恶阻案

某妇人孕两月，呕吐头痛，医以参、术、川芎、陈皮、茯苓服之，愈重。脉弦，左为甚而且弱，此恶阻病，必怒气所激，问之果然。肝气既逆，又夹胎气，参术之补，大非所宜。以茯苓汤下抑青丸二十四粒，五服始安。脉略数，口干苦，食则口酸，意其膈间滞气未尽行。以川芎、陈皮、山栀、生姜、茯苓煎汤，下抑青丸十五粒，至二十日而愈。及左手脉平和而右甚弱，其胎必堕。此时肝气既平，而以初诊参术等补之，预防堕胎以后之虚。服一月，而胎自堕，却得平安。

俞东扶著《古今医案按》说："右脉弱而胎必堕，虽投参术无功。此必丹溪试验数次，故确信不疑。"（《宋元明清名医类案》）

渭川评析： 妊娠恶阻之候，有因血缘胎故，致清气上逆，而作恶心者；有因肝不条达，上犯胃土，夹火而作恶心者；有因胃气素寒，翻胃呕吐及心腹刺痛而作恶心者；有因痰饮内盛，胃阳被抑而发恶心不止者；有因伤食停滞，胸膈胀满而发恶心不止者。总之，病因较多，宜辨证论治才不致误。其病理机制如《医学入门》所说"由于子宫经络，络于胃膜，故逢食气引动，精气冲上，必食物吐净后胃气乃安"，可备参考。

本案似属肝郁气滞，阴虚化燥之候。如果初用滋养脾阴、调肝和冲之剂，胎或可保。朱氏在四大家中属于养阴一派，屡用抑青丸以抑肝。至于右脉弱，就认为胎不可保，是信而无征。今日采取前人医案中的惝恍迷离之案，以资探讨，加以认识。

第三节　胞　阻

一、概说

胞阻即胞脉阻滞，指在妊娠期中有胃痛、腹痛、腹腰两部同时牵引痛，或以阴道出血等症状发生。《医宗金鉴》以痛在心腹之间的为食滞，痛在腰腹之间的为胎气不安，痛在少腹部分的为胞血受寒。从病位辨证，是从《医宗金鉴》始；其论述胞阻，则从《金匮要略》始。

《金匮要略》说："妇人怀妊腹痛，当归芍药散主之。""妊娠腹中痛为胞阻，胶艾汤主之。"

胞阻为腹挛急而痛，尤怡所著《金匮心典》认为是血不足，兼夹有水气，故取茯苓、泽泻利水，白术安胎，而芎、归、芍药补血缓痛。但胞阻的含义，除食滞和感寒外，则为胎气不安。如果见红而又腹痛，则为动胎的表现。见红而腹不痛，多属胎漏，并不影响胎气。动胎为冲任脉虚，真阴不守，故宜归、胶、芍、地养血补血，芎、艾温经，即《金匮心典》所谓是血少而气不行。芎、归能于血中行气，艾叶利阴气、能止痛安胎。妇科用药，与其他各科一样，是随证活用的，既不是一证一方，又不是一方一证，往往一方可适应数证。如当归芍药散，在《金匮要略》虽用于孕期腹中痛，其适应的范围是和胃补土及因脾胃虚弱的腹痛；胶艾汤虽用于妊娠胞阻，但它的适应证是真阴不足，脾胃虚损，虚寒气滞，其作用就是补阴和血、行气温经。妊娠腹痛因气血不足，滞而作痛，用之最为适当。妇科常用要方——四物汤，即从本方脱胎而出。学者应注意这些方面，就懂得古人制方的精义和后人脱化的用意，举一反三，从而自有更新的创获。

《诸病源候论》说："妊娠心腹痛者，或由于腹内夙有冷痰，或新触风寒，皆因脏虚致邪正相系而并于气，随气上下，上冲于心则心痛，下攻于腹则腹痛，故令心腹痛也。妊娠而病之者，正邪二气交系于内，若不立时瘥者，其痛冲系胞络，必致动胎，甚则伤堕。"巢氏虽然未说明胞阻定义，但他阐述胞阻的病理是正确的，且在当时就已认识到妊娠心腹痛，若不立时治愈，必有堕胎的危险。

根据上面的学说，胞阻特征为腹腰痛。胞阻主要原因，有以下两类：①胎气不安，由于内热血凝者。②胎气不安，由于胞血受寒气

巴蜀名医遗珍系列丛书

滞者。

二、分型论治

（一）食积滞胃型

主症： 妊娠期中腹痛连及腰部，阴道出血，面色无华。脉细滑或弱，舌淡少苔。

治则： 补血海，调冲任。

方剂： 胶艾汤（《金匮要略》）。

川芎 6g　阿胶 6g　甘草 3g　艾叶 3g　当归 5g　芍药 9g　地黄 9g

用药心得： 阿胶既能养冲补血，又能止血；艾叶既能暖胞宫、止崩漏，又具止痛安胎的作用。二药合用，相得益彰，为方中主药。辅以当归、地黄、芍药、川芎（即四物汤）养血调冲任。白芍、甘草缓急止痛，则血海之虚得补，冲任得调，其胎自安。我用此方时，常加何首乌、桑寄生、菟丝子、鹿角胶之类。

（二）肝脾不和型

主症： 妇人怀孕，腹中拘急，绵绵作痛，小便不利，足跗浮肿。脉弦滑，苔薄白。

治则： 调和肝脾。

方剂： 当归芍药散（《金匮要略》）。

白芍 120g　当归 60g　茯苓 60g　白术 60g　泽泻 30g　川芎 30g

共研为细末，每用 6g，食前用白开水吞服。

用药心得： 方中重用白芍泻肝木而安脾土，合以当归、川芎养血调肝；白术、茯苓、泽泻健脾渗湿，使脾不为湿邪所困。脾土健则木不横逆，肝脾自调。妊娠腹痛，胎气不安者，属于肝脾不调者宜之。用此方，可减其量，作汤剂。

（三）宫寒腹痛型

主症：妊娠期中因寒袭胞宫，少腹急痛，或见胎漏。脉缓，苔薄白，舌质淡。

治则：暖宫散寒，调冲固胎。

方剂：加味芎归饮（《医宗金鉴》）。

川芎 5g　当归 10g　党参 3g　吴萸 1g　阿胶 5g　艾叶 6g　甘草 1g

用药心得：本方吴萸、艾叶暖宫散寒；配当归、川芎，调冲任而镇痛；阿胶、艾叶合用，养血海而止漏；党参、甘草益气散寒。共奏暖宫散寒，调冲固胎之功。若寒自外来者，加羌活、紫苏之类。

（四）胎热腹痛型

主症：妊娠期中胎热腹痛，口糜舌疮，小便赤涩。脉滑或滑数，苔薄，舌尖红。

治则：育阴血，清胎热。

方剂：导赤散（《小儿药证真诀》）。

生地 9g　木通 5g　黄芩 3g　竹叶 6g　车前草 3g　通草 1g

用药心得：本方以生地凉血滋阴；竹叶清心热除烦；黄芩既能泻上焦火，又能清胎热；木通、车前、通草清热利水通淋，能引导心火胎热从小便而出。所以本方既能导心火，通热淋；又能清胎火，育阴血。可用于胎热之腹痛证。应用时，可加白茅根、明沙参、炒栀子之类。

三、验案举例

妊娠胞阻案

黄某，女，31 岁，璧山县某中学。

第一诊：1965年4月24日。

症状： 曾流产两次，现孕两月，少腹剧痛，喜按，有少量阴道出血。经某医院检查，诊断为先兆流产。观其面容苍白，神疲乏力，心悸气短，下肢浮肿，少腹痛胀，食欲差，阴血不多。脉缓滑，唇色淡。曾两次住院，保胎无效（主要原因为已孕不慎内事）。

诊断： 妊娠胞阻。

辨证： 气血虚损，胞宫失调。

治则： 补气益血、佐以安宫。

自制方：

潞党参30g　茯神20g　生黄芪30g　鹿角胶10g　阿胶珠10g　桑寄生15g　菟丝子15g　枸杞炭10g　血余炭10g　厚朴6g　砂仁3g　杜仲9g　续断9g　牛角腮10g（烧赤存性）　制香附10g

一周试服6剂。

第二诊：4月30日。

症状： 连服上方6剂后，阴血全止，腹痛显著减轻，食欲增进。但觉咽干舌燥，并告上次流产，并无劳动跌仆之故，由于梦交甚频，细察其脉已弦滑，而且舌质深红，无苔。症情似有阴虚燥化之象。

自制方：

太子参30g　麦冬10g　石斛12g　焦山栀10g　女贞子24g　旱莲草24g　枸杞12g　川贝10g　阿胶珠10g　砂仁3g　鱼鳔胶10g　仙鹤草10g　制香附10g　厚朴6g　蚕蛹20个（焙干）

嘱其可服至一月。流血腹痛时，必速改方，绝对禁止内事。

第三诊：6月3日。

上方停停服服，连续一月。精神、食欲恢复正常，梦交未发。曾就某医院检查，谓胎气已正常，要求改方。嘱其身体日见康复就停药。

疗效：终于产一子，赠以照片。

按：胞阻一症，其特征为少腹胀痛，如再见阴道出血，便有流产可能。本案既因流产两次，主要原因是孕之初期不慎房事，而且本人又有梦交病，多造成胎系不固。第一方按其气血大虚、胞宫不固，方中多益气和胶类药，迅速止血为第一步。第二方以血止体复而显燥化者，有两种原因：①凡梦交患者，多表现有阴虚阳亢象征；②初方鹿胶等多属温性，也有促进化燥可能。方中杜仲、续断用小量；合糯米草，是因为初期下肢浮肿，表现在气虚。杜仲、续断入血，并不用以安胎，而以固肾消肿益气。

前哲沈尧封著《沈氏女科辑要》说："妊妇病源有三大纲：一阴亏，二气滞，三痰饮，三者过其一则病。"本病案与阴亏气滞有关，因为阴亏必血虚，血虚则气滞。总之，胞阻为常见病，治疗适当，可防流产。

附：江都袁桂生治妊娠腹痛案

癸丑冬月，裕大昌木行，伊君夫人，年二十六岁。怀孕三月，骤然腹痛下血，既痛且胀，痛甚则出冷汗，手冷鼻冷，胸闷呕吐，前后阴皆胀不堪。左脉伏而不见，右脉弱小，面色淡黄白而无光彩，舌色淡无苔，此气虚血寒之象。盖中下焦阳气不足，腹部受寒，则血脉流行阻滞而为痛胀；胃脏受寒，则消化停阻而呕吐；冲任胞宫受损而下血。左手脉伏者，血为寒凝，营卫之功用失常度也。右脉小者，气血虚寒之本相也。拟方以胶艾汤合建中汤。当归、地黄各12g，川芎6g，阿胶9g，以止血安胎；肉桂2.4g，制附子4.5g，桂枝6g，炒白芍9g，以回阳止痛而散寒邪；砂仁3g，木香4.5g，以温胃消滞而通胀；党参90g，红枣3枚，以扶元气而和营卫。煎服。明日复诊，痛胀均大退，呕吐亦止。能对余发言，亦能进粥。左脉亦现，面色较有生气。但下血未止，心内常觉空虚。乃以原方去木香、砂仁、桂枝、川芎，并稍减桂附，改地黄为熟地，而当归亦减用6g，加枸杞9g，茴香6g，接服三剂，饮食起居略如平人矣。一月后如身强健，而胎则杳然，盖下血时已随波而堕矣。（《丛桂草堂医案》）

袁氏补述案情：当前后阴与腹部胀而拒按者，为寒凝气血不能运行也。额冷、鼻冷、手冷、面色无神者，亦皆虚寒之本色也。其病殆与伤寒直中阴经无异。特孕妇之病又兼漏下，与常人异耳。问之，果因送其伯父之殡，夜间雀战未眠，黎明乘车登山，饱受风寒，归家即病。

渭川评析：妊娠胞阻有因伤食停滞，心胃作痛之候；有因胎气不安，腰酸疼痛之候；有因妊娠胞阻，因血受寒，痛在少腹之间者，如袁氏之案。考袁氏此案属于血为寒凝，气血两虚，本不易着手，由于袁氏学有本源，为南徐著名前辈。其治伊君夫人之案，用药灵活，可法可师。在保婴方面，总觉温通宣达太过，今后从事妇科学者，宜兼筹并顾为妥。

第四节　转　胞

一、概说

孕妇小便频数，或小便不通，饮食如常，但觉心烦不得卧，少腹膨胀，古人称为转胞。即孕妇因子宫逐渐扩大，压迫膀胱所致。子淋、子悬、转胞，似同而实异。子淋所表现的症状，为小便频数，不爽而痛。

妊妇患此，是阴虚热炽，津液耗伤，而使膀胱湿热郁结。转胞症状的特点，是小便频数，或排尿困难，但必不热不痛。即《金匮要略》、记载："妇人病，饮食如故，烦热不得卧，而反倚息者，何也？师曰：此名转胞，不得溺也，以胞系了戾，故致此病"此与子悬恰恰相反，子悬为胎位升高其特征是热气逆上，腹满痞闷。《妇人大全良方》中叙述颇详，而治疗子悬方剂，《证类普济本事方》一书主用严氏紫苏饮，说："妊娠六七月，子悬用之，数有验。"（按：紫苏饮出自严用和的《济生方》）。

近人徐蔼辉（无著作）说：要去川芎免升提。子悬证有必须堕胎的例证，如《沈氏女科辑要》一书中记载：郁姓妇，怀妊九月，偶因劳动，遂觉腹痛，胎渐升至胸中，气塞不通。忽然狂叫咬人，数人扶持不住。病名子上撞心，即子悬之最重者。用旋覆代赭汤去参、枣，连灌两剂，胎随得生。观此，古人所称子悬，轻则为紫苏饮证，实属痰湿阻滞的胃肠气机弛缓。证重则为旋覆代赭汤证，实属羊水过多的早产证。所谓子悬之说，实属如此，绝对不是胎位悬起高吊，实则是脾郁气滞胀满占多数。转胞为清阳之气不举，应据此为辨。子淋为小便热痛，转胞则小便不痛，所谓饮食如故，仅是气虚不举耳。转胞证，临床少见。《金匮要略》论转胞不得溺一条谓系"胞系了戾"，《金匮心典》释为"缭乱乖戾"，而巢氏的《诸病源候论》说："转胞之病，由胞为热所迫，或忍小便，俱令水气还迫于胞，曲辟不能充张，外水应入不得入，内溲应出不得出，内外壅胀不通，故为胞转。其状小腹急痛，不得小便，甚者致死。"《景岳全书》说："妇人本肥盛（《诸病源候论》引）头举身满，今羸瘦。头举中空减，胞系了戾，亦致胞转。"

《医学入门》说："转胞者，胞系了戾，脐下急痛，小便不通，妊孕脬为胎压，展在一边，但升举其胎。有素肥盛忽瘦，两尺脉绝者，阴虚也，宜补肾气。"

根据以上论述，关于转胞，可分为肾气不足和气虚下陷两类。转胞因肾气不足者，主八味地黄丸；因气虚下陷者，主补中益气汤。

二、分型论治

（一）肾阳虚型

主症：妊娠期小便秘涩，或胞转瘀阻，或脚气入腹，少腹不仁，上气喘急，呕吐自汗，耳聩虚鸣。脉虚弦或弱，苔薄，舌质光嫩。

治则：温肾化气。

方剂：加减地黄丸（王渭川验方）。

熟地 10g　山药 12g　山萸肉 10g　茯苓 10g　泽泻 10g　肉桂 6g　熟附片 10g（先熬 2 小时）　苡仁 12g

用药心得：方中熟地滋养肾阴，填精补髓是主药；山萸肉固精敛气，收敛虚火，使肝不妄行则疏泄，肾精才能固藏；山药补脾固精，使脾气健运，肾精来源不缺。后两药是辅助药：附片温肾助阳，有回阳、益气之功，与肉桂同起温补命火的作用；苡仁有利水渗湿、清热、健脾的功效。再佐泽泻通调水道，茯苓淡渗脾湿。故本方能温肾化气，使津液少布，则小便自能恢复正常。

（二）气虚下陷型

主症：妊娠期中呼气费力，少腹胀痛，小便困难，心烦，不得卧。脉大而虚，苔薄质淡。

治则：补中举陷。

方剂：补中益气汤（《东垣十书》）。

黄芪 9g　人参 5g　甘草 3g　当归 6g　升麻 6g　柴胡 2g　白术

6g　生姜3片　大枣4枚

用药心得： 本方宜中气虚，清阳不举，肢体无力，面目萎黄，饮食无味，证为阳虚下陷。若阴虚于下，便有堕胎之虑，总属脾胃之虚。若肝肾之虚，必不可升，临床须特别审慎。

三、验案举例

罗某，女，33岁，新疆某粮食局。

第一诊：1978年9月12日。

症状： 由于迟婚输阻，曾经长期治疗得孕，将娩期来成都住院待产。预产尚有十日，实发转胞，不能自行小便已两日。西医主张剖腹取胎，因爱人不在侧，急招施治。

特征是少腹胀急，强迫无点滴可排，用导尿管感骤痛。面容苍白，舌淡苔白，脉迟缓。

辨证： 胞系下坠，压迫膀胱。

治则： 升提理气活络，但不放弃放尿。

自制方：

红参20g　升麻20g　生黄芪60g　蜈蚣2条　乌梢蛇10g　地鳖虫10g　生香附24g　广木香10g　佛手片10g　炒川楝10g　九香虫10g　淮牛膝10g　车前10g

试服6剂。

服药前采用丹溪法：用灯芯刺鼻孔，令妊妇打嚏，嚏使肺气开，则上窍通而胞压可减，小便淋沥自流，黄稠而臭。

疗效： 日服两剂，小便遂通。一周后，分娩，母子平安。

按： 转胎一证，就是妊娠后期小腹胀痛、小便不通，为孕妇胎压膀胱所致，多与气虚而滞有关。若在妊娠中期，中药宜慎。本案已近分娩期，以益气化滞通络无所顾虑矣。

附：朱丹溪治疗妊娠转胞案

一妇年四旬，孕九月转胞，小便闭三日矣。脚肿形瘁，左脉稍和而右涩。此必饱食气伤，胎系不能自举而下堕压迫膀胱，偏在一边，气急为其所闭，所以水窍不利也。当补血养气，血气一和，胎系自举。以参术、归尾、芍药、陈皮、炙甘草、半夏、生姜浓煎服四帖，任其叫号。次早以四租（读"诈"。可指山楂，此处作"帖"意）作一服煎，顿饮，探吐之，小便大通，皆黑水。复照前方加大腹皮、炒枳壳、青葱管、砂仁作二十帖；与之以防产前产后之虚。果得平安，产后亦健。

鸿志按：用吐法妙极，上窍通则下窍开，犹茶壶启盖，则茶壶嘴则通矣。(《女科医案选粹》)

渭川评析：妊娠转胞之候多在临床将娩之前，可用大剂理气活络之品。同时，可用臀部填高法，减轻胞系剧坠之感，而使膀胱机能一畅。丹溪心法，足备一格。

第五节　子　痫

一、概说

孕妇忽然发生手足抽搐，甚至倒地不省人事，或角弓反张。轻者冒闷，四肢痉挛，须臾自醒而愈，或隔时隔日又发，此名子痫，一名风痉，又名子冒。

子痫一证，虽有产前、产时、产后的区别，而病因病理则一样。主要原因是由于肾病导致肝阳旺盛，肝风内动。虽近似于《金匮要略》产后三大病之一的痉病，实则并不尽同。《金匮要略》之产后痉病可能包括产后痫、破伤风等，故其方药就不适用于本证。自六朝以后，诸家所常用的小续命汤（《备急千金要方》总结隋唐以前的风证方）不是较好的方剂。所以，本证治疗需要另求途径。

《诸病源候论·妊娠痉病候》说："体虚受风，而伤太阳之经，停滞经络后，复遇寒湿相搏，发则口噤背强，名之为痉。妊娠而发者，闷冒不识人，须臾醒，醒则复发，亦是风伤太阳之经作痉，亦名子痫，亦名子冒也。"

《妇人大全良方》说："妊娠体弱受风，而伤太阳之经络，复遇风寒相搏，发则口噤背强，名之曰痉。其候冒闷不识人，须臾自醒，良久复作，谓之风痉，又名子痫。"

《沈氏女科辑要》说："妊妇似风，病源有三：一曰阴亏，人身经血有限，聚以养胎，因此阴分必亏。二曰气滞，腹中增一障碍，则升降之气必滞。三曰痰饮，人身脏腑接壤，腹中处一物，脏腑气机为之不灵，津液聚为淡饮。知此三者，庶不为邪说所惑。妊妇卒倒不语，口角歪斜，或手足瘛疭，皆名中风。若腰背反张，时昏时醒，名为痉，即子痫也，古来皆作风治。忽卒倒不语，病名为厥，乃阴虚失纳，孤阳逆上之谓；口眼歪斜，手足瘛疭，或因痰滞经络，或因阴虚气弱，肝阳内风暴动。"

《潜斋医学丛书》说："阴虚气滞二者，昔人曾已言之，痰饮一端则发前人所未发，因悟产后谵妄等症，诚沈氏独得之秘。"

《沈氏女科辑要笺正》说："以精血凝聚，下元无暇旁及，致令全身遍于不足，至理名言必不可易。余因此悟及子痫发痉，即从阴虚而来。盖痫之痉厥，猝然而作，亦可倏然而安。近人脑神经病之真理早已发明，实属毫无疑义。故脑神经之所以为病者，无非阴不涵阳，孤阳上逆，冲激震荡，扰其神经，以致知觉、运动顿失常态。若产后得此，明明脱阴于下，阳浮于上，其理易明。独妊娠之时，真阴团结，似说不到阴虚二字，何以而阳亦上浮，至于此极。今得尧封经血有限，聚以养胎，阴分必亏二句为曲尽原理。乃知阳之所以升浮者，正唯其阴聚于下，有时不得上承，遂令阳为之越，发生是证。然究属阴阳偶尔乖离，非真阴大亏可比，则阳气暴越，能升亦能自降。所以，子痫为病能动亦能自安，不大为患，与癫痫发作有时，恒为终身痫疾者不同。尧封阴虚失纳，孤阳逆上，及阴亏不吸，肝阳内风暴动四句，已说明痫证根源，早已窥透此中症结。惜当时脑神经理论未明，遂以猝倒不语、口角歪斜、手足瘈疭等症，仅作痰滞经络作解说。"

据上各家的论述，子痫主要的病机可归纳为阴虚气弱、痰滞经络、肝风内动等方面。

产前子痫，多见怀妊到七个月上下的妊妇，突发搐搦或昏迷，以至死亡。死后检查始知子痫。山雷所谓子痫为病，自动亦能自安，不为大患，此话殊不尽然。要知病有轻重险夷，不可以一例而概括全部。其发生搐搦症状，其原因与小动脉痉挛有关，临床表现面赤弱视。子痫真正病因，至今尚未明确，各种不同的理论很多。有人认为与营养缺乏有关，有人认为与内分泌平衡障碍有关。

本证分轻重两种：轻证患者几无自觉症状，或者仅有轻微头痛，和全身疲劳而已，可能在足踝及小腿部有轻度的浮肿；重证有剧烈头痛，甚至恶心呕吐、眼珠发黄，渐次抽搐昏迷，眼珠凝视一方。以后眼睑痉挛，眼珠转动或戴眼。旋即瞳孔放大，口角肌肉牵动，颜面肌肉搐搦，迅速传至上肢及躯体下肢，波及全身，共起搐搦。身体僵直，牙关上下咬紧，唇环发绀，往往陷于昏迷；痰涎壅塞，甚则角弓反张。

凡妊妇孕期已至六七月之间，有搐搦发作，且有下肢浮肿，病发前曾自觉眩晕、眼花、或眼见金星闪闪、倦怠呕吐，病发后昏迷抽搐时，当疑及本证。属阴虚气弱而动内风者，钩藤散加味主之；属冒闷角弓反张而肝风内动者，羚羊角散主之；属痰滞经络而兼气逆者，沈氏蠲饮六神汤及二陈汤加胆星、竹沥、姜汁等主之。

二、分型论治

（一）肝风内动型

主症：妊娠冒闷，角弓反张，人事不省，口角流涎，多发于夜间。脉弦滑或伏，苔白，舌红。

治则：柔肝息风。

方剂：羚羊角散（《证治准绳》）。

羚羊角 2g（研细末，冲药灌入） 独活 2g 枣仁 9g 五加皮 3g 薏苡仁 9g 防风 3g 当归 6g 川芎 3g 茯神 9g 杏仁 6g 木香 2g 甘草 2g 生姜 2 片

用药心得：本方量轻，一日可连进二剂。羚羊角平肝息风以镇痉；防风、独活散风邪；川芎、当归养血柔肝，治妊娠血虚生风；茯苓、枣仁养心血以安神；杏仁、木香调理气机；苡仁、五加皮、甘草舒筋挛，缓拘急。共起养血柔肝、息风解痉之功，对妊娠血不养肝致肝风内动者方宜。同时可去独活、防风、杏仁、木香；加生地、白芍、天麻、全虫之类。

（二）阴虚气弱型

主症：妊娠八九月，胎动不安，心脾疼痛，面目青冷，汗出气欲绝，产后发痉，口噤背强。脉滑，苔白黄，舌质红。

治则：养阴益气，镇痉息风。

方剂：加减钩藤汤（《经验方》）。

钩藤 30g　茯苓 10g　党参 30g　桑寄生 15g　玄参 10g　明沙参 15g　玉竹 15g　怀药 15g　僵蚕 9g

共研细末，每用 15g，水煎服。

用药心得：方中钩藤、僵蚕、桑叶清肝息风解痉；党参、茯苓补气健脾；玉竹、明沙参、怀药、玄参、桑寄生育阴生津，有养阴益气、息风镇痉、清肝热的作用。对阴虚气弱之子痫，是对证的方剂。

（三）痰滞气逆型

主症：妊妇感冒。发热胸闷，气逆痰滞，胎气不和，神昏痉厥。脉弦滑或浮，苔白腻或黄腻者。

治则：豁痰通络，蠲饮降逆。

方剂：蠲饮六神汤（《沈氏女科辑要》）。

化橘红 30g　石菖蒲 30g　半夏 60g　胆星 6g　茯神 9g　旋覆花 9g

用药心得：本方橘红、半夏、旋覆花豁痰蠲饮；菖蒲、胆星、茯神化痰通络，开窍息风。同时常加竹沥、姜汁，以增滑痰通络的功效。

三、验案举例

贺某，女，30 岁，住某产院，系某公社农民。

第一诊：1971 年 11 月 15 日。

症状：预产期已过，住院待产。于本日下午四时，突发抽搐，两目上翻，人事不知而厥。脉弦数而细，舌尖红绛。

诊断：子痫。

辨证：阴虚阳亢。

治则：育阴潜阳，镇肝息风。

先用铁称锤烧红入醋，就鼻熏之，稍得安静，口不紧咬，再投下方煎服。

自制方：

羚羊角 2g （锉末吞服）生地 30g　麦冬 10g　牛膝 10g　生白芍 12g　紫石英 10g　沙参 10g　川贝母 10g　菊花 10g　僵蚕 10g　玉竹 10g　女贞子 20g　蜈蚣 2 条　乌梢蛇 10g　槟榔 10g

嘱每四小时服头煎药。

疗效：服药后，渐次停止搐搦，人事渐清醒。天明分娩，母子平安。

按：从前人医案中所述妊娠昏厥之候，都属子痫。由于血虚生风，痰涎上潮，致卒倒无知、目吊口噤、角弓反张。此际多表现颧红发赤，阴虚阳越之象。醋炭能起镇痉作用，羚羊角散即是主方。但必除独活、防风等辛散之品，佐入竹沥、僵蚕、蜈蚣、祁蛇、川贝，以养阴息风，效果显著。也有因痰饮而起，必须辨证正确。妊娠期中最不宜生气发怒，也有因风疾为怒所激动而成子痫的。由于妊娠至六七月气血壅滞，津液不能流通，未免聚而为痰涎。加之盛怒，使肝旺生火，火并痰壅聚于包络，为痰所扰，其心亦不能自主，成此痫证。唯用大泻心肝之火，火息则痰平，痰平诸恙悉愈。

附: 程杏轩治何叔田仆妇验案

吾郡别驾何公，续迁甘肃，眷属仍住郡城。宅中一仆妇，重身九月，偶患头痛（按：此子痫先兆期）。医作外感治，其痛益甚，呕吐汗淋（子痫初期征象）。至二鼓时，忽神迷肢掣，目吊口噤，乍作乍止。何公少君六吉兄，当晚遣力相召。晓造其宅，六吉兄告以病危之故。入视搐搦情况，诊脉虚弦劲急，谓曰："此子痫也。势虽危险，幸在初期，当不殒命。"六吉兄曰："昨夕仓惶，愁驾到迟，故就近邀女科一看，亦云症属子痫。唯用药不效，奈何？"出方阅之，羚羊角散故也。余曰："此乃古方，原属不谬，不知子痫痉作之由。因子在母腹，阴虚火炽，经脉空疏，精不养神，气不养筋而如厥、如痛，神魂失守，手足抽搐。其初病见头痛者，即内风欲动之征也。医家误作外风，浪投疏散，至变若此。至于羚羊角散内，唯羚羊角入肝舒筋，当归、枣仁补肝益血，茯神安神，甘草缓急，与症相符。其余杏仁、木香、独活、防风俱耗真气，薏苡仁下胎（苡仁固有下胎之说，但未证实，而苡仁内含维生素B_1，则依然可用），多不合宜，岂能以古人成方漫不加察。"

于是仍以本方除去防风、独活、木香等味，加熟地、沙参、麦冬、阿胶、芝麻养阴濡液外，佐钩藤、桑寄生平肝息风。头煎服药后，搐搦渐平；随服二煎，头痛亦减。六吉兄喜甚。余曰："病来势暴，今虽暂息，犹恐复萌。"嘱再予药一剂，仅今晚服尽，搐不再作，方许无虑。

次日复诊：病搐俱止，神清脉静，纳食不呕。方除钩藤、桑寄生，加白芍、玉竹、女贞、石斛。愈月分娩，母子俱无恙。（《程氏医案》）

渭川评析：此案示运用羚羊角散，有举一反三的启发。从而可知，用古人方，既要师其意，又要注意药证相合。辨证清晰，可不致误。凡治妊妇重身至六七月以上，突发剧烈头痛，视力同时障碍或并发呕吐者，此即子痫，有先兆可疑。若从外感用寒论治，应多细致辨证。中医治疗子痫猝厥，概从阴虚化燥、肝风内动着手，确具特殊疗效。

本症又称妊娠子冒，在妊娠六七月或临分娩时，出现突然眩晕、仆地昏厥、不知人事、四肢抽搐，甚则角弓反张。在潜阳镇纳，平肝息风的方剂中，尚可佐入虫类药，以舒筋解痉为治。发生本病原因，主要是肾阴素虚，肝阳上亢所致。产前、产时、产后俱可发生。孕妇宜注意检查血压、尿等情况，以便对症治疗。

第六节　胎动不安，小产堕胎

一、概说

一般以一至三月堕胎的，叫做流产；四至六月堕胎的，叫做小产；七至九月堕胎的，叫做早产。亦有以怀孕四个月以前堕的，叫做第一期流产；五至七个月分娩的，叫做第二期流产；七至八个月之间分娩的，叫做未熟产；八至九个月之间分娩的，叫做早产。古人以三月未成形象者，称为堕胎；五、七月已成形象者，称为小产。又有怀孕三、五、七月无故而胎自堕，至下次受孕，又复如是，数次堕胎，古人称为滑胎，亦即习惯性小产。

胎动和流产的原因很多，如母体衰弱、冲任损伤，或潜伏其他的严重性疾病，跌仆损伤的外刺激，或服药不当，性交不节等都可能导致胎动和流产。流产之前，一般都有先期征兆。如腰酸痛连及腹痛，胎动不安，阴道流血，为其特征。妊娠期发现这些症状时，便是胎动和流产的表现。古代文献，对胎动和流产的记载颇详，兹择要引述：

《诸病源候论》说："胎动不安者，多因劳役气乏，或触冒冷热，或饮食不适，或居处失宜。轻则转动不安，重则便至伤堕。若其母有疾以致胎，治母则胎安。若其胎有不牢固致动以病母者，治胎则母瘥。"

巢氏阐发流产原因，有母体病与胎元病的关系。此与现代医学论流产和早产分母体与胎病两方面的关系是一样的，如胎病有胚胎发育异常及羊膜胎盘的关系，母体有感染急性热病、氧气缺乏、蜕膜不正常及内分泌不协调等关系。

《丹溪心法》说："阳施阴化，胎孕乃成。血气虚损，营养不足，其胎自堕。或劳怒伤肝，内火便动，亦能动胎。"

《景岳全书》说："夫胎以阳生阴长，气行血随，营卫调和，则及期而产。或滋养之机，稍有间断，则源流不继而胎不固矣。""凡妊娠之数见堕胎者，必以气脉亏损而然。而亏损之由，有禀质之素弱者，有年力之衰残者，有忧怒劳苦而困其精力者，有色欲而损其生气者。此外，如跌仆、饮食皆能伤其气脉，气脉伤而胎可无恙者，非先天之最完固者不能，而常人则未之有也。"《景岳全书》论胎动流产极详，它对安胎的方法，则以寒热虚实为依据。寒证必见吞酸吐酸，喜热畏寒，脉多沉细；热证必多烦热，或漏血溺血，六脉滑数；虚证应分禀赋素弱，或色欲劳倦，饮食七情，心脾气虚，肝肾不足之类；实证有实滞，气滞，肝气滞，脾气滞，及兼痰之说，于辨证多可师法。

《医宗金鉴》说："孕妇气血充足，形体壮实，则胎气安固。若冲任二经虚损，则胎不成实。或因暴怒伤肝，房劳伤肾，则胎气不固，易致不安；或受孕之后，患生他病，干犯胎气，致胎不安；或因跌仆筑磕，从高堕下，以致伤胎。"

依据以上论述，关于动胎流产，主要原因有母体与胎元的关系，有冲任虚损和肝气郁火之说，而以寒热虚实为安胎方法的纲要。《丹溪心法》有内火之说，《潜斋医学丛书》以由于血虚而生，他以竹茹、桑叶、丝瓜络轻灵有效。胎动不安的原因多种，有因母病而胎动者，但治母病，其胎自安。假如孕妇患温热病，因高热稽留，影响胎儿，而胎动不安者，此时不能单纯用安胎药，但当专治温热病，使热退体和而胎自安。有因气血不足者，致胎动不安或滑胎者，宜泰山磐石散；有因气血不调者，宜当归散、保产无忧散；有因胎动腹痛未下血而虚烦者，可用圣愈汤；腹痛下血者，可用枳壳汤；如因跌仆损伤，胎动欲堕者，宜芎劳调八珍益母丸。至于患滑胎、堕胎或小产后下血不止，如因胎盘残留者，应施手术，可与牡丹丸；如因气虚血脱者，宜独参汤；如因恶血瘀滞不行，腹胁胀痛者，可与回生丹。

二、分型论治

（一）胎动不安

1. 气血两虚型

主症：妇人气血两虚，或肥而不实，或瘦而血热，或肝脾素亏，倦怠少食，屡致堕胎。脉虚弦或弱，苔薄质嫩。

治则：补气血，固冲任，安胎。

方剂：泰山磐石散（《中国医学大辞典》）。

党参 3g　黄芪 3g　当归 3g　续断 3g　黄芩 3g　熟地 2g　川芎 2g　白术 3g　甘草 2g　砂仁 2g（后下）　糯米 10g

用药心得：党参、白术、甘草、当归、熟地、川芎、白芍为八珍汤，减去淡渗的茯苓，是双补气血的方药。加入黄芪补气，气足则冲任固，胎自安。黄芩清热凉血，与白术配合，是安胎圣药。续断补肝肾，固冲任；砂仁调气安胎，使补而不壅。糯米补脾，使胎安如泰山磐石。用以治妇女气血两虚所出现的胎动不安、习惯性流产、早产等症。我用此方时，常加桑寄生、杜仲、菟丝子等补肾固冲之品。

2. 血虚型

主症：一切失血过多之胎动不安，烦渴燥热，睡眠不宁，体倦少食。脉虚，苔薄，舌质淡。

治则：补血安胎。

方剂：圣愈汤（《东垣十书》）。

熟地 6g　黄芪 6g　党参 6g　当归 3g　川芎 3g　白芍 6g

用药心得：本方是四物汤加党参、黄芪组成。四物汤补血，参芪补气。阳生阴长，补血需补气，气旺血生，则血海充，胎得养。故本方用于血虚的胎动不安。若出血未止，加阿胶、艾叶止血以固胎；再加续断、杜仲（宜用轻量）、桑寄生，其效更佳。

3. 胎气郁热型

主症：妇人胎漏下血，呼吸迫促，腹痛下坠。脉弦滑，苔薄黄，舌质红。属中气不足之胎热实证。

治则：升中气，宣郁热。

方剂：枳壳汤（《洁古家珍》）。

枳壳 15g　黄芩 15g　白术 30g

研粗末，每用 20g，水煎服。

用药心得：黄芩、白术为安胎圣药；枳壳、白术升中气，宣郁热。中气升、胎热解，则冲任固而胎自安。还可加茅根、阿胶、侧柏叶。

4. 气郁血滞型

主症：胎动下血，或因跌仆伤胎，胎动欲坠。或子死腹中，腹痛难忍。脉弦或缓弱，苔薄，舌质淡。

治则：升举安胎。

方剂：芎藭汤（《证治准绳》）。

川芎 60g　秦当归 90g

研末，每用 6g，加黄酒少许，和水合煎。

用药心得：本方以川芎温而流动，有升举之力，故胎儿虽受伤欲坠，得升举亦能安。若胎儿已死，则本方能活血行血，疏通脉络，已死之胎自然可下。此方于血热胎动者禁用。

（二）坠胎后诸证

1. 瘀血凝滞型

主症：坠胎后下血不止，腹痛，胎盘残片排除未净，瘀血不清。脉弦急，苔薄。

治则：祛瘀止血。

方剂：加减牡丹皮丸（《圣济总录》）。

牡丹皮 90g　白芍 60g　元参 60g　桃仁 60g　当归 60g　桂心 60g　虻虫 15 枚　水蛭 15 枚　蛴螬 20 枚　瞿麦 30g　川芎 30g　海藻 30g

共研细末，炼蜜为丸，如梧桐子大。每次服 4.5～6g。

用药心得：由于瘀血凝滞，甚至胎盘残片存留，而使胎堕后出血不止者，用本方良效。方以活血化瘀为主旨，具正本清源作用，实属寓攻于止。

2. 元气虚弱型

主症：坠胎后，阳气虚弱，自汗，痰喘气促，或气虚欲脱，血晕昏迷。脉微欲绝，或弱或虚，舌质淡嫩，苔薄。

治则：大补气血。

方剂：独参汤（《伤寒大全》）。

人参 15g （党参 60g ）

浓煎，童便 10g，姜汁数滴，温服。

用药心得：本方人参或党参，大补元气兼补脾益肺，生津安神；童便止血良效；姜汁具益脾作用。

3. 瘀滞腹胁胀痛型

主症：坠胎后，血瘀气滞，腹胁胀痛。脉弦或涩，舌质淡，苔薄。

治则：行气散瘀。

方剂：加减回生丹（《医宗金鉴》）。

大黄 300g 苏木 60g 黑豆 3 升 红花 90g（共先煎成膏） 党参 30g 当归 30g 川芎 30g 延胡索 30g 苍术 30g 蒲黄 30g 茯苓 30g 桃仁 30g 川牛膝 15g 地榆 15g 羌活 15g 橘红 15g 木瓜 9g 青皮 9g 乳香 3g 没药 3g 木香 12g 台乌 75g 高良姜 12g 熟地 30g 三棱 15g 五灵脂 15g 山萸肉 15g 香附 30g 马鞭草 15g 甘草 15g

共研细末，炼蜜为丸，每次服 3～9g，开水送服。

三、验案举例

梁某，女，32 岁，成都某中学教师。

第一诊：1970 年 1 月 15 日。

症状：孕近七月，因下火车提箱过桥，回家后忽觉腹痛坠，胎动不安，腹胀痛下血。体形肥胖，眩晕气紧。平时多痰，纳差，味苦。脉濡滑，苔薄腻。

诊断：胎动不安（防早产）。

辨证：气虚痰滞，胞宫失调。

治则：益气化痰，止血安胎。

自制方：王渭川验方。

潞党参30g　白术10g　茯神12g　桑寄生20g　菟丝子10g　阿胶10g　京半夏10g　厚朴6g　仙鹤草10g　制香附10g　杜仲10g　焦艾叶10g　生黄芪60g　广藿香6g　炒升麻20g

嘱平卧，一日一剂，连服一周。

疗效：无下坠感痛，血俱止，胎气稳定。

第二诊：1月22日。

症状：服上方后，腹部无冲动感，无下坠感，流血止，腹已不痛。饮食仍差，精力不足，动则心累，咳嗽痰稠，胸痞睡眠尚好。

治则：益气安胎，佐以化痰为主。

自制方：王渭川验方。

潞党参30g　焦白术10g　生黄芪10g　桑寄生30g　京半夏30g　橘红10g　茯神10g　百部10g　广藿香6g　砂仁3g

一周6剂，连服两周。

停药后，有情况继诊。后至3月28日，平安产一女。有相片惠赠，并赋诗感谢。

按：胎动及小产的原因很多。如母体衰弱，冲任损伤，并潜伏其他严重性疾病及跌仆损伤的外力刺激，或服药不当、性交不节等，都可能导致胎动、流产和小产。在流产或小产之前，一般都有先期征兆，如以腰酸痛连及腹痛、胎动不安、阴道流血为特征。

本案属于内在气虚痰滞，冲任原本不健，虽小受外伤，亦足导致胎动不安，甚至小产。幸治疗及时，而达圆满结果。

第七节　胎前疾病结语

胎前疾病，主要包括了恶阻、胞阻、转胞、胎动流产、前后期子痫等五类疾病。其他如激经和胎漏，绝大部分是属于胎盘、子宫壁和子宫颈息肉关系，不可能作主要胎前病叙述。因此从简，未列专篇。恶阻、胞阻实为同源而逆流。因为两证同本于胎气而起，恶阻的发生是由于妊娠机体进入了异性的物质，而导致冲任紊乱。古人以胞络通胃络，由是冲任上壅，气不下行，诱发剧烈呕吐，形成恶阻。所以说恶阻一证，实为胎元之始基，而为妊娠的表现。胞阻，亦本于胎气，又为阻于胎气，胎元受阻，自有坠落之虑。可以说胞阻之起，而为胎气不固的先兆，是冲任受损所表现的象征，《金匮要略》称为胞阻。后世诸家虽衍为食滞、胞动不安、胞血受寒的三个方面。严格地说，胞阻即胎动不安，也就是流产的先兆，其他非胞阻的范围。所谓胞阻，实属胎元不系于胞络，将阻绝胞宫，为胎气将临崩溃的表现。

所以恶阻、胞阻同属胎气冲任之源。一则为成长胎气，一则为消失胎气的不同。为了抑制胞阻进行，就必须依靠安胎的方法，但胎非人人可安，人人应安。在某些情况下，不但一味地安胎是错误的，而且必须速去其胎。如羊水过多、子宫外孕等，古代文献中多有类似的指出。转胞之说，最初的记载首见于《金匮要略》的"胞系了戾"。

一般学者认为，子宫扩大，压迫膀胱，使小便困难，此说有辨。在妊娠期中，膀胱潴留量减少，而使小便频数，是可能的。若说胎气下迫，形成"胞系了戾"，理不可通。盖胎儿自三个月以后，使逐步向上扩展，决不会违背人体生机，无病而尿不出。征之《金匮要略》"胞系了戾"，有肥人趋瘦而发。近人陆渊雷著《金匮今释》说"作肾下垂"的解释，是有待于今后研究的，中医治疗有效是事实。在妊妇"胞系了戾"，多以气虚论治，投补中益气汤多能获效，此亦中医随证施治的特长。因胎动不安而至流产的特征，为腹痛和阴道出血。同是阴道出血，又有激经和胎漏之说。此二者，虽有流血的象征，但并不影响胎元。激经形成是在妊娠初期，仅见一次出血便自止，古人认为是气血太盛所致。

胎漏是频频出血夹有黏液，即古人所谓下血如豆汁者（可能是子宫颈息肉），妊娠中经常如此，并不损害胎儿。此为激经、胎漏、流产三者的阴道出血。病因病理的不同，动胎的特征是流血腹痛，而又感觉下坠，其痛连及腰部。此项的特点，非激经和胎漏所有，应以此为辨。

子痫为产前、产后、产时都可能发生的冒闷不省人事的搐搦证。但以剧烈的头痛呕吐，四肢或面部浮肿为先兆，治宜息风养阴化痰。因子痫与中风似同而实异，盖中风主要病变是脑中出血。本证主要病变是肝肾，虽然可能引起脑溢血，但例子很少，且其病变是暂时性，所以不能与中风混为一谈，而治疗亦异。（表5）

表 5　胎前病治疗简表

病名	病因	主证	特征	辨证治疗	主方
恶阻	气滞肝逆冲任上壅	妊娠恶食	停经呕吐	痰湿阻胃（心烦眩晕）	茯苓半夏汤
				寒湿痰浊阻滞（心下痞满）	二陈汤
				脾胃虚弱（胸满腹胀）	六君子汤
				寒湿滞胃（不食腹满）	醒脾饮子
				胃气不和（水入即吐）	竹茹麦门冬汤
				冲气胃气上逆（剧呕、心悸、便结）	张锡纯安胃饮
				妊娠兼外感（气逆腹胀或发寒热）	旋覆花汤加减
胞阻	胎气不安，由于内热血凝，胞血受寒气滞	腹痛腰痛或阴道流血	腹痛连及腰部，小腹下坠	腰腹俱痛、小腹有坠感（有阴道出血）	胶艾汤、当归芍药散
				食积滞胃（妊娠期中胃痛膨胀）	加味平胃散
				感寒腹痛（形寒、胀痛、味淡）	加味芎归饮
				感热腹痛（腹痛、恶热、味苦）	导赤散
转胞	胞系了戾	饮食如常，脐部绞痛	小便频数或困难	胞转逆阻，肾气不固（小便频数，上气喘急）	八味地黄丸

病名	病因	主证	特征	辨证治疗	主方
				胞转逆阻，气虚下陷（呼吸吃力，小便不通）	补中益气汤
胎动及流产	母体弱，胞胎不健，冲任虚损	下腹坠痛，阴道流血	阵发性腹痛，流血量超过月经量	气血不足，流血缓，量少（倦怠少食）	泰山磐石散
				气血不足，流血暴迫，量多（胎动、烦渴、潮热）	沈尧封安胎方、圣愈散
				中气不宣实证（胎漏下血）	枳壳汤
				气郁血滞（胎动下血或流产后崩中血晕）	芎䓖汤
				气滞血瘀（流产后，瘀血不下腹痛）	牡丹丸
子痫	痰滞经络，阴虚气弱，肝风内动	妊娠痉厥	头痛呕吐，戴眼搐弱	呕吐，目不见物，昏迷搐搦（频发痉厥、人事不省）	羚羊角散
				阴虚气弱痉挛（心腹疠痛，气短促）	钩藤汤加味
				痰滞经络妆兼气逆（神昏痉厥）	蠲饮六神汤、二陈汤加味

第三章　产后疾病

第一节　产后疾病概论

分娩时总是要消耗气血，由于胎儿和母体脱离，蜕膜由子宫剥落，其中血管神经一齐牵动而影响了身体各部。同时子宫收缩到复原，也需要五六周。因此，产妇此时最容易生病。

《金匮要略·妇人产后病脉证治》说："新产妇人有三病：一者病痉，二者病郁冒，三者大便难，何谓也？师曰：新产血虚多汗出，喜中风，故令病痉；亡血复汗，寒多，故令郁冒；亡津液胃燥，故大便难。"郁冒即昏厥，喜中风即指易于感风；大便难，因肠道液体不充，故使大便燥结。痉直强急，甚则腰背反张，其形如弓，小儿急惊风有之，新产后亦间有之。其类似中风证及时病之热甚伤阴者，亦时有痉直强硬、腰脊不可动移之症。《素问·气厥五常政》及《伤寒》旧本均称痓皆痉，因痓乃痉之总称，痉乃痓的一端。痉证范围亦颇广泛，因为痉是属于证候方面的。如产褥子痫，产褥中高热神昏所引起脑部症状及因创伤而诱起痉挛，皆近似痉证。尤在泾《金匮心典》解释产后三病说："痉筋病也，血虚汗出，筋脉失养，风入而益其劲也；郁冒神病，亡阴血虚，阳气逆厥而寒复郁之，则头眩而目瞀也；大便难者，液病也，胃藏津液而渗灌诸阳，亡津液，胃燥则大肠失其润而大便难也。"

《金匮要略》所论产后三大病，主要的是郁冒和痉证。郁冒即后世医家所称的因产时失血多而致的血晕。至于痉证的形成，据文献记载，由于筋脉失养所出现的、一种不柔和的脊强反张的征象。《金匮心典》

说:"痉者强也,其病在筋,故必兼有头项强急,头热足寒,目赤头摇,口噤背反张等症。"

古书中痉证记载属于妇科者,以《金匮》为详。但在《金匮》以前,古人已有认识。如《素问·五常证大论》曾提到病痉,《素问·至真要大论》也提到:"诸暴强直,皆属于风……诸痉项强,皆属于湿。"《灵枢·热病》说"风痉身反折"(疑似破伤风候),可以清楚地认识痉病的病理。《金匮》所论述的痉病,就是根据《内经》而加以补充发挥的。综上所述,新产妇三病,可以看作是新产妇常见疾病所释痉的意义,在这里所述的是妇人产后,很可能是破伤风。郁冒就是昏厥,多半是出血过多而发生的血晕,与前面所述相同。大便难即是大便燥结,不易排出,是产后失血过多,肠间津液缺乏所致。这三种病,在当时可能是常见的疾病。因为古人限于时代,不能明了消毒的方法,从而感染而发痉;又因产时体位的关系,如临盆过早,容易引起大出血,肠中液体干燥而致血晕和大便难,都是有可能的。现在,已经普及了新法接生,便成为不常见的疾病了。总之,产后病并不限于三种,临床之际当以辨证为主,以寒、热、虚、实和气血情况为用药标准,不可偏执产后必虚的成见。

《景岳全书》论产后治疗颇为透彻,符合实际,他重视辨证:"产后虚证,无非随人元气论,必素弱之人多有之。或于产后气血俱去,而更弱者亦有之。此当因人察脉,因脉察证。若脉气、形气、病气俱不足,此当以全虚治之。若形气不足,病气有余,或兼火邪,或兼外邪,或兼饮食停滞,亦是虚中有实,不得不详审而治。"又说:"产后不虚证,盖其素日无病,或以年少当素耐勤劳之质。此辈本无不足,及其一旦受孕,乃以无病腹中参入此物,故致气机壅塞,为胀为呕,是皆添设有余之病。即其既产，始见通快，所留既去，仍复故吾。常人之产，此类极多，何虚之有。然或以内伤，或以外感，产后之病，难保必无。倘有犯之，却之即愈，概行大补，果何能堪否？此治此类，但当因证用治。若执云产后必大补气血，则实实之病所不免。而轻者必甚，甚者必危。由此观之，则立言者，固不易而用言者，又岂易哉。"

此书又说产后全实证："有如外感风寒，头痛身热，便实中满，脉紧数洪大有力，此表邪之实证也。火之盛者，必热渴烦躁，或便结腹胀，口、鼻、舌焦黑，酷喜冷饮，眼眵尿赤管痛，脉见洪滑，此内热之实证也。又郁怒动肝，胸胁胀痛，大便不利，脉弦而滑，此气逆之实证也。又恶露未尽，瘀血上冲，心腹胀，疼痛拒按，大便难而小便利，此血逆之实证也。又凡过多用参、芪、术，以致气壅，过用糖、酒、炭火而致内热；或产本不虚，而妄用大补，以致增病，此调摄之实证也。或因产时过食，恐其劳顿，故今勉强进食，以致停蓄不散，此内伤之实证也。"

《景岳全书》论产后病的辨证，可谓既详且尽，所举诸证，大意有虚实、表邪、内伤、停滞等方面，对内伤、停滞主解，火邪主清。且人有强弱，病有虚实，治有逆从，固不可同日而语。他极不同意于《丹溪心法》之说，而以辨证为归是正确的。

《医宗金鉴》说："古云胎无不足，产后无有余，此言其常也。然而胎前虽多有余之证，亦当察其亦有不足之时。产后虽多不足之病，亦当察审其亦每夹有有余之症也。"其论产后治疗多平正可取，对产后用药当合形脉证三者细参，盖本之景岳耳。

古人对于产后调理法亦颇重视。《妇人大全良方》说："凡生产毕，饮热童便一盏，不得便卧，宜闭目少坐须臾……且频食白粥少许……仍慎言语。初产时，不可问是男是女，恐因言语而泄气，或从爱憎而动气，皆能致病。须血气平后，方可治事。犯时微若秋毫，成病重如山嶽，可不戒哉！"《备急千金要方》说："凡产后满百日，乃可会合，不尔，至死虚羸，百疾滋长，慎之。凡妇人患风气，脐下虚冷，莫不由此，早行房故也。"

以上说明，产后不但要注意饮食营养、起居寒暖的护理，同时必须避免外界对精神的刺激，这是非常合理的。过去封建统治时代，重男轻女的思想相当严重，且认为女子为不详之物。由于封建意识的支配，甚至有将初生女婴溺死的，"不可问是男是女"即是此故。产后稍有不慎，即易患重病，以及产后不宜过早性交等都是产后卫生的必要常识。

在产后用药方面，《丹溪心法》认为："产后当大补血气为主。虽有杂证，以末治之。""凡产后有病，先固气血……产后一切证多是血虚，皆不可发表新产后，不可用苦药，以其酸寒，能伐生发之气故也。"而张子和《儒门事亲》说"产后，慎不可诸虚不足治之"，主张应该逐瘀。这两种说法，虽然相反，但都有它的道理。《丹溪心法》说产后是血虚，有病宜先固气血，这是对一般而言，但有个别的产后实证热证，须逐瘀清热的，又不可被"大补气血为主"的说法所拘泥，此《儒门事亲》之说也有一部分见解。唯《医宗金鉴》持论较平正："产后用药，当合形、证、脉三者细参，方不致误。"产后常见疾病，有胞衣不下、恶露不下、乳汁缺少、乳痈、乳癌以及产后三大证等。兹分别叙述如后。

第二节　胞衣不下

一、概说

产后胞衣不下，又称为息胞。由于子宫收缩乏力，不能使胎盘剥离，顺利而下；或因血液流入胎盘，致胀大难下。

《妇人大全良方》说："夫有产儿出，胞衣不落者，世谓之息胞。由于初产时用力，此儿产出，而体已疲惫不复能用力，产胞经停之间，而外冷乘之，则血道滞，故胞之不出。"

《妇人产育宝庆集》说："有因恶露入衣、胀而不能出，有因元气虚损而不能送出、恶露流衣中者，腹中胀痛，宜消瘀血。"

依据以上的论述，古人对产后胞衣不下的认识，是由于产后气血虚弱，不能自然送出。或风冷相干，致血凝滞；或因下血过多，阴道枯涩；或血入胞衣，胀大不下。这固然出于古人的体会，但在随证施治上是具有一定疗效的。

在临证时，对产后胞衣不下分为虚、实论治。因瘀血阻滞腹痛实证，可与加味牛膝汤、牡丹皮丸，回生丹亦可选用；因母体亏损，元气虚弱，可用保生无忧散、十全大补汤等方剂。

二、分型论治

（一）瘀血阻滞型

主症：产后胞衣不下，腹胀痛拒按，胸闷。脉缓和者顺，脉浮大洪数者逆，舌紫暗，苔薄。

治则：活血祛瘀。

方剂：加味牛膝汤（《中国妇科病学》）。

当归 30g　川芎 3g　川牛膝 9g　蒲黄 6g　桃仁 6g　丹皮 5g　木通 3g　琥珀末 2g

用药心得：本方以当归、川芎、桃仁、丹皮、牛膝活血通经，行瘀止痛；蒲黄既有行血之功，又有止血作用，配入方中增强了行瘀力量；

木通通利血脉，琥珀有活血通经，化瘀破癥之功。八药相配使用，是通经化瘀的有效方剂。临床用于产后胞衣不下时，可以去丹皮加丹参，合失笑散，并加入水蛭 6g，地鳖虫 9g。

（二）气血虚惫型

主症： 面色苍白，精力疲乏，身体怕冷，头晕眼花，心悸气逆，胞衣不下，恶露淡少。脉虚细，舌质淡，苔薄白。

治则： 补气益血，化瘀导滞。

方剂： 保生无忧散（《沈氏尊生书》）。

当归 9g　川芎 6g　白芍 3g　枳壳 3g　木香 3g　甘草 3g　人参 3g　乳香 3g　血余炭 3g　血竭 3g

共研细末，每用 2～3g，黄酒或白开水吞服。

用药心得： 方中川芎、当归、芍药补血和血；枳壳、木香理气；人参、甘草补气；加入性温的乳香，不但能行血、活血、止痛，还能消肿、去腐生肌；血余炭性味苦平，能止血散瘀；血竭性味甘咸平，有祛瘀行滞、止血定痛功效。诸药相合，是益气补血、祛瘀行滞的方剂。我用此方时，常加入鸡血藤、鹿角片、阿胶，以增补血之功，且可防止大出血；加川牛膝、蒲黄、地鳖虫，以增加化瘀导赤作用，使胞衣亦下。若虚甚者，加十全大补汤。

附：魏玉横治新产胞留案

施介毓室，年三十余。孕而孪生，能食鸡啖饭，数日来渐发热胀满。诊之：脉浮，按滑疾，沉按结濇，询恶露已一日不行。魏曰：瘀也，宜通之，乃与生地、牛膝、益母草、红花、桃仁、归尾、丹参、瓦楞子。畏不敢服，延专科治之。曰：此年过壮而初产育，气血俱伤，属虚也。与焦术、炮姜、归芍、茯神、枣仁等，一剂日甚，再剂遂谵语。更一专科其说同，其药仿。又二剂，日夜不眠，昏狂不省时，忽高声唱歌，与伤寒阳明失下无异。乃再延魏诊，曰：产后数日，恶露即停，虽执途人而语之，亦必和为瘀滞。若欲其生，单进前方可耳，得已乃服。黄昏进药，至夜分恶露始行，黎明复下一物已焦黑，乃胞衣也。盖产时稳婆只收其一，谓二人同胞，不知其一犹在腹也，遂贻患乃尔。胞衣去，恶露行，其病如失。然魏初亦不知胞衣未下也，医诚难矣哉。

王孟英按：孪生之胞，有分有合，稳婆须有识见，庶不贻误。

渭川评析：此属胞留化腐，积血阻滞。可用加味牛膝汤：

全当归 30g　川芎 3g　川牛膝 10g　生蒲黄 10g　桃仁 10g　丹皮 5g　木通 3g　琥珀末 3g

本方有效，系《妇人大全良方》的牛膝散脱化而出，并可结合失笑散，但属实证可用。现在，产后胞衣不下一症，亦可采取新法接生处理。

第三节　恶露不下

一、概说

产后恶露不下，犹言秽露不下。妇人分娩后，子宫里面的恶露因胎盘剥离的创伤所出的血，与子宫颈管和阴道的分泌液混合而成的。为了子宫要收缩得很好（子宫复旧），这些恶露必须正常地排出。过二三周后，即逐渐恢复正常。大概授乳的产妇，恶露较少；不授乳的产妇，恶露较多。如恶露不下，又兼有腹胀痛者，就需要治疗。

《诸病源候论》说:"凡妊娠当风取凉,则胞络有冷,至于产时,其血下必少;或新产取风凉,皆令风冷搏于血,致使血不易消,蓄积在内,则有时恶露淋沥下不尽。"

《景岳全书》论产后恶露不止,有因血热者,有因伤冲任之络而不止者,有肝脾气虚不能收摄者,有怒火伤肝而血不藏者,有风热在肝而血下泄者。

《医宗金鉴》说:"产后恶露不下,有因风冷相干,气滞血凝而不行者,必腹中胀痛。有因产时出血过多,无血可行者,面色必黄白,腹必不痛。""产后恶露乃裹儿污血(指浆泡,即羊水),产时当随胎而下。若日久不断,时时淋沥者;或因冲任损伤,血不收摄者;或因瘀血不尽,停留腹内随化随行者,当审其色或污浊不明,或浅淡不鲜,或臭或腥或秽,应辨其为实为虚,而攻补之。"

《沈氏女科辑要笺正》说:"产后无瘀,本非概可攻破之证。苟其血质素薄,血液不充,即使恶露无多,而无腹部胀痛者,即不当投破血之药。反于此,则必损伤冲任,崩脱可虑。唯有瘀滞不行之确者,则桃仁、延胡索、归尾、乌药、青皮等,行滞导气,已足胜任,亦非必须辛热。"

盖新产阴伤,孤阳无依,已多燥火,再予辛温,岂非抱薪救火。而世偏有产后喜温恶清之说,印入人心。生化汤并非必用之方,然泡姜尚是无多,故大生篇一书尤为妇孺皆知,尚不见其弊害。其新产发热,亦是阴虚阳越,并有因蒸乳而生热者。生化汤能和阴阳,寻常轻热,一剂可已。唯在温热症中,悬为大忌。王孟英为温热专家,所见产后大热者,必多深恶此方,不为无见。

沈尧封治恶露不绝,主伏龙肝60g煎汤澄清,化入阿胶30g服。

如不应加人参。张山雷则以新产恶露过多，而鲜红无瘀者，是肝之疏泄无度，肾之闭藏无权。冲任不能约束，关闸尽废，暴脱之度大是可虑。

伏龙肝温而兼涩，土能防堤水；真阿胶黏味厚，能固血管以止血，而又禀济水伏流之性，亦可潜跋扈之虚阳。本是血崩无上的妙药，重用独用，其力最捷，尚在大剂独参汤之上。非重用不可，而龙牡、萸肉之属，亦所必需。

恶露不下不绝，应从两方面看问题：

（1）恶露不下，颇近似于现代医学恶露蓄留症。西医认为："分娩后，褥妇由生殖器官流出的恶露，系子宫创伤面的分泌物。其中混有阴道和外阴部分泌物。肉眼可见有血液、黏液及蜕膜残片等废物。正常恶露并无恶臭，然因排泄障碍而潴留于子宫内者，为恶露蓄留症。其原因甚多，或因凝血，或因卵膜片及颈管闭塞、子宫口狭窄，或因直肠膀胱内容压迫及子宫复旧不全等而起。""恶露不下，犹言妇人分娩后，不下子宫里面，因胎盘剥离的创伤面出血和子宫颈管及阴道区的分泌液混合而成的恶露，为了子宫收缩得很好（子宫复旧），这些恶露必须正常排出，过了两三周，逐渐地恢复正常。假如应排出而因病理的变化不能排出，即形成恶露不下。若再感染病菌，就要引起恶寒高热，在临床方面是属瘀属实。"

（2）恶露不绝，颇近似于单纯性产后复旧不全。"分娩后，子宫应恢复至未孕前的状态。如产褥中子宫不恢复至原来生理状态者，即为产后复旧不全。原因于产褥中不摄生，或因便秘积滞，肠压亢进，而子宫静脉血液循环障碍时，发生子宫实质炎、子宫内膜炎。因此，引起子宫腔与子宫壁较正常为大。通例，产后子宫正规收缩，应降入小骨盆内。

复旧不全者，有时产后五六日，子宫仍在脐上部。其特征为出血和黏液。子宫因不收缩之故，按触并不肿硬。在产后四日以上，恶露尚为血性。如最初一二日后恶露已为白色，忽又变成血性。这样的分泌物不断流出，形成恶露不绝。在临床上很少有发热的征象，而显有气分虚弱、形寒衰惫的征象。"

新产后恶露不行，有因气滞血凝，属于实者，宜花蕊石散、失笑散、加减生化汤，以活血行瘀论治；有因气血两虚者，宜圣愈汤；有气血并虚者，宜补中益气汤、十全大补汤；有气血并虚兼瘀者，宜归芎汤；有肝虚血热者，宜严鸿志的加味四物汤、张景岳的消化饮等主之。

二、分型论治

（一）气滞血凝型

主症：腹痛拒按，恶露不下，瘀积停滞，胸膈作痛。脉缓，苔薄。

治则：行气活血。

方剂：花蕊石散（《太平惠民和剂局方》）。

花蕊石 12g　硫黄 30g

共研细末，入瓦罐内，盐泥固封晒干，置四方砖上，以炭火煅四小时后，候冷取出，研细。每用 6g，以童便入酒煎热调下。

用药心得：花蕊石性味酸、涩、平，有止血化瘀的功效；硫黄性味酸、温，有补火助阳的功效。可用于命门火衰所致的腰酸和虚寒腹冷。两药相配，可用于阳虚瘀滞证。

（二）气血两虚型

主症：面色苍白或淡黄，头眩耳鸣，心悸，腹不痛，按之柔软，恶露不下。脉虚细，苔薄白。

治则：补气血，下恶露。

方剂：圣愈汤（《东垣十书》）。

熟地（酒蒸半日）5g　白芍（酒拌）5g　川芎5g　人参5g　当归（酒洗）15g　黄芪15g

用药心得：本方为四物汤加味，有益气补血作用。治产后恶露不下，属气血两虚者有效。熟地、芍药、川芎、当归用量较大。我用本方时，以头煎和二煎药液并入一器，然后在一昼夜内，分四次服之，颇为适当。

附：产后恶露小绝方

1.补中益气汤（《东垣十书》）

人参3g　黄芪3g　白术3g　炙甘草3g　当归2g　陈皮2g　升麻1g　柴胡1g

2.十全大补汤加阿胶

党参5g　熟地5g　黄芪5g　白术3g　当归3g　白芍3g　肉桂3g　川芎2g　茯苓2g　甘草2g　生姜3片　大枣2枚　阿胶15～30g

三、验案举例

（一）产后恶露不下案

段某，女，42岁。

第一诊：1963年1月10日。

症状：患者婚后十余年未孕，经治后得孕。但因年已半老，产程过长，虽平安娩子，但因天气严寒，产时温度不足，形成胸膈痛、腹痛拒按。脉沉紧，舌苔薄白、边紫。

诊断：产后恶露不下。

辨证：气滞血凝。

治则：活血行滞。

自制方：

全当归10g　川芎6g　桃仁泥10g　川红花3g　益母草24g　炒蒲黄10g　炒五灵脂12g　夏枯草花15g　薤白12g

第二诊：1月17日。

症状：服上方两剂时，恶露即下，血块较多，胸腹不痛。但因气虚、脾弱、胃纳差。

自制方：

夏枯草花15g　薤白12g　益母草24g　川芎6g　炒五灵脂12g　炒蒲黄10g　潞党参20g　生黄芪30g　焦白术10g　鸡内金10g

疗效：连服4剂，痊愈，乳汁亦佳。正因晚年得子，心情舒畅。两月后，健康情况比产前更为良好。特惠赠照片，以资纪念。

按：本案属气滞。由于感寒而使血凝腹痛上及于胸。方以四物汤加减合失笑散，使血凝解，恶露下而病痊愈。《景岳全书》说："产后恶露不下或不止，有肝脾气虚不能收摄者，有怒火伤肝而血不藏者。"总之，产后恶露不下不绝，是属于多方面的，应分别辨证施治。但恶露是属于产后应排出的瘀浊败血之物，这些液体中含有血液和坏死的子宫内膜等。开始夹有小血块，颜色紫红，以后暗红，液体渗出，十余日才能干净。当胎儿娩出后，子宫内所遗留瘀浊没有排出，或排出很少，是由气滞血凝而成，表现少腹胀痛或连及胸胁俱痛。投以活血行滞之药，则浊液下而痛止。也有生产十余日后，腐败浊物依然不止，就叫恶露不绝。多因体虚失血，不能摄血，或瘀血内排，新血不得为经；更有热血内郁，迫血妄行。必须辨证清楚，投方立即收效。

（二）产后恶露不绝案

袁某，女，27岁。成都某信箱工人。

诊断日期： 1978年4月6日。

症状： 产后二十多天，腰酸痛，小腹胀，恶露淋沥不止，自汗出，口味不开，纳食少，睡眠差，梦多，小便色黄，口干，喜饮水。脉弦数，舌质红，无苔。

诊断： 产后恶露不绝。

辨证： 血热气滞，冲任亏损。

治则： 养阴清热，理气调冲止血。

自制方：

生地12g　熟地12g　白芍12g　麦冬15g　山药20g　连翘12g　制香附10g　台乌10g　木香6g　女贞子20g　旱莲草24g　乌贼骨15g　茜草根12g　冬瓜仁20g　砂仁3g

疗效： 上方服两剂后，产妇就觉舒服多了。连服6剂，诸症均解。

按： 此患者因产时婴儿死亡，气郁在心，郁久化火，灼伤津液。又产时出血，伤阴耗液，故出现口干、尿黄、缺乏津液、舌红、无苔等症状。由于血不养心，则眠差、梦多。冲任亏损而出现腰酸痛，加之血热，故恶露不绝。治以养阴清热，理气调冲止血。生地、熟地、白芍、麦冬、山药养阴生血；制香附、台乌、木香调畅气机；女贞子、旱莲草滋养肝肾，以调冲任；乌贼骨、茜草根清热散结，收摄止血；以连翘清心火，解血热；冬瓜子利小便，使热随小便而去；砂仁养胃。由于辨证清楚，用药恰当，故服药几剂，疗效显著。

附：赵晴初治新产瘀血冲胃案

一妇人产后甫二日，恶露不行，腹痛作呕，服回生丹，呕不除而增泻，乃邀诊。面清唇淡，舌苔白滑。脉则右弦缓，左沉涩，疼痛作呕，泄泻不爽。为书半夏、赭石、肉桂、琥珀、姜炭、延胡索、桃仁、炙甘草等温行之品。呕止痛缓，而恶露亦稍行，左脉渐流利。再二剂，瘀行痛缓泻止，唯口味不开，体甚困乏。改用扶元和胃，温行气血小剂以缓之。胃能纳谷，形色转和，唯左小腹有块如拳大作痛，乃仿大黄䗪虫丸法。前方去半夏、赭石，加当归、制穿山甲、酒醉地鳖虫。为末，捣入醋熬大黄膏，白蜜炼为丸，早晚每服10g，不匝月，块渐小，痛亦渐除。后与通补奇经，温养肝肾，病竟脱体。

赵晴初说：余合回生丹，以救难、治产后病及瘀血为患，而不利于虚寒之证。以虚则当补，寒则当温也。此证因寒瘀而冲于胃，冲胃者，为产后三冲急证之一。回生丹治三冲急证，本有专功，然能迅推瘀血下行，而不能治因寒凝结之瘀。凡用，合成丸药，必须考察丸方药性、功能、参合脉证。倘若耳食某丸可治某证，而恣意用之，总属得失参半。此古人所以有先议病，后议药之说。（《女科医案选粹》）

王孟英治恶露不下案

周鹤庭室，新产眩晕，自汗懒言，目不能开。乃父何新之视脉虚弦浮大，必拉孟英商治。询其恶露虽无，而脘腹无恙，乃投以牡蛎、石英、龟板、鳖甲、琥珀、丹参、甘草、大枣、小麦之剂，覆杯即减，数日霍然。

王孟英说：此由血虚有素，既娩则营阴下脱，阳越不潜。设泥新产瘀冲之常例，而不细参脉症，则杀人之事矣。

鸿志按： 新产诸症，必由瘀血为患。若此证竟有不可以常理测者，眩晕由于血虚，岂堪行破瘀之剂。何新之优于岐黄，而不出方治，必拉孟英图之。（《女科医案选粹》）

渭川评析： 眩晕属血虚，虚阳上越。本案在产后其恶或气虚不摄，自然流出。恶露不下属血瘀。观其脘腹无恙，所以投潜阳清敛之品，脱手而效。在新产案足备一格。

《医宗金鉴》说："产后恶露不下，有因风冷相干，气滞血凝而不行者，心腹胀痛；有因产时出血过多，无血可行者，面色必黄白，腹必不痛。"仅此数语，可谓要言不烦，足以包括上述一虚一实两案矣。

第四节　痉　病

一、概说

产后出现颈项强直，痉挛抽搐，甚至角弓反张者，称为产后痉病。

痉病的范围，应归纳如下几方面：

（1）六淫外感变化成痉。这是在发病过程中高热伤津化燥所致，如刚痉、柔痉之类。

（2）误汗成痉。如误汗伤津，误下损津所致。《金匮要略》说："太阳病发汗太多，因致痉。""疮家身体疼痛，不可发汗，汗出则痉。"前者是太阳表证，由于过分发汗，其变证轻则伤津，重则亡阳。即一般所论的津液外脱、筋失所养，发生痉病。后者是疮疡长期未愈的病人。平时脓血排流已多，津液本已不足，虽有身体疼痛的表证，但还是不宜发汗。如果误汗，重则伤津液而成痉病。总之，痉病的导致，不论其六淫外感，还是在发病过程中高热伤津，或化燥生风，或太阳疮家。由于误汗误下，伤亡津液，筋失濡养，变成痉病。然历代医家所论，总不出"伤亡津液"，这是古人从临床实践过程中所获得的经验。

（3）妇人产后痉。凡项部强直，甚至角弓反张为主的疾病。痉字的本义，就是角弓反张。但在这里是代表了以项强直、角弓反张为主的症状，可能出现脑部症状、破伤风或脑膜刺激症状。产后痉病，主要是接生不洁，感受风邪所致，即现代西医所称的破伤风。

二、分型论治

（一）风盛型

主症：产后口噤不开，背强直如弓状，抽搐、发热，手不能举。脉浮弦，苔白黄，舌质红。

治则：祛风镇痉。

方剂：玉真散（《医宗金鉴》）。

白芷 30g　南星 30g　天麻 30g　羌活 30g　防风 30g　白附子 36g

共研细末，每用 9g，热童便调服。

用药心得：本方为治疗破伤风的常用方。白附子祛风镇痉。配天麻、南星，加强解痉作用；羌活、防风、白芷都是祛风散邪之品，使致痉因素从疏散而解。两组药相互配合，共成祛风解痉的功效。

（二）热痰型

主症：除上述风盛型症状外，兼有喉中痰鸣，气喘急促。脉弦滑，舌苔黄腻。

治则：清热、豁痰、镇痉。

方剂： 加减蠲饮六神汤（王渭川验方）。

仙半夏 9g　橘红 9g　石菖蒲 9g　胆南星 9g　制旋覆花 9g　仙鹤草 60g　蒲黄炭 9g　益母草 24g　竹沥 15g（冲服）

用药心得： 本方半夏、橘红、制旋覆花豁痰；胆南星、竹沥、石菖蒲清热化痰，开窍息风；益母草等活血，佐上药以镇痉。若热盛神昏者，可与安宫牛黄丸、紫雪合用。

三、验案举例

李某，女，35 岁，成都某信箱。

第一诊：1975 年 4 月 5 日。

症状： 由爱人口述，因中年初产，产时痛苦异常，汗出如雨。产程既长，产后又大量失血，由产医处理方毕，突发痉证。口噤不开，旋即昏倒，不省人事，背强而直，牙关紧闭，四肢抽搐，呼吸促迫。脉沉细如丝，其舌苔因口闭紧无法可见，面青唇绀，呼吸细微。

诊断： 产后痉。

辨证： 气血大虚。

治则： 补气益血。

第一方： 红参 30g 急煎，和童便，撬开牙关，冲服。

第二方： 王渭川验方。

红参 30g　生黄芪 60g　鹿角胶 20g　阿胶 20g　鱼鳔胶 20g　金樱子 60g

浓煎继服。

疗效： 病情好转，神志清醒。

第二诊：4 月 6 日清晨往诊。

症状：问其情况，家人答：服第一方至二时后，面色好转，人事清醒，索吃稀饭。但云少腹痛，恶露频频而下。接服第二方后，喜其得子，便已宁静入睡，天明方醒，人觉爽快。诊其脉迟缓，苔薄白，舌质淡红。恶露渐少，但有腥臭味。产妇说：腹胀而痛，有下坠感。产程虽长，仅缝三针。

治则：澄源、塞流、复旧。

自制方：

红参10g　鸡血藤18g　生黄芪30g　益母草24g　炒升麻10g　炒蒲黄10g　炒五灵脂10g　鹿角胶10g　阿胶10g　蒲公英24g　鱼腥草24g　桔梗10g　槟榔3g　木香2g　琥珀末6g（布包煎）

嘱服4剂后易方。

第三诊：4月11日。

其夫来告：说服上方三剂后，恶露已净，食欲大增，体力渐复。每天能食六个鸡蛋，乳汁充足，能下床为婴儿洗涤。可否不服药？答：照此情况，可暂不服药，如出现病情，宜更方继服，不失机宜。来人欣然告别。

这严重的产后痉，顺利痊愈。

按：本病属于产后三大病之一。患者因中年初产，且产程过长，痛苦太甚，致汗透重衣。更因失血过多，造成血虚，况值大汗如雨易感风寒。如《金匮要略》所说："新产血虚多汗，喜中风而成痉病。本病之发生，皆缘生产时大汗伤津失液，造成津液不足，胎儿离身后血量大出，形成气血大虚之候。故第一方是采取独参汤佐童便，足以益气止血敛汗。第二方最为关键：乃以红参益气，鸡血藤调节心机，而养心阴；生黄芪、金樱子敛汗；三类胶质药以温煦督阳，补血养血，而助奇恒之府，血流得畅而解痉，亦不失胶艾汤之意。其作用之大，非胶艾汤所能望其项背，为笔者常用产后气血两虚之病痉方。或遇宫体感染，又当别为论治。前人有因新产病痉，有偿用桂枝生化汤合剂，似不如本方之稳健可靠。其第一方又为本证起澄本清源之作用。如产妇感少腹下坠，恶露腥臭，虽消毒严格，难免没有轻度炎症，蕴结胞宫，故佐以蒲公英、鱼腥草、桔梗、琥珀等以清之排之。更因数日未解大便，直肠因分娩而异位，其气机呆板，故佐以木香、槟榔、升麻等以升之荡之，则大便解矣。所以新产大便难，虽因胃燥亡津液，但气机阻滞为一大问题。明辨于此，则承气生化汤非必用之剂矣。

本症有类中风，而尤在泾《金匮心典》解释至当。他说："痉，筋病也，血虚汗出，筋脉失养，风入而益其劲也。"在《内经》更论之详矣，兹不再述。

附：丁甘仁治产后痉厥案

新产五日，陡然痉厥不语，神识时明时昧，脉郁滑，舌薄腻。良由气血亏耗，腠理不固，外风引动内风，入于经络，风性上升，宿瘀随之，蒙蔽清窍，神明不能自主。痉厥迭发，神糊不语，症势重险。勉拟清魂散加减，和营清神化痰。

吉林参须　炙甘草　琥珀屑　嫩钩藤　紫丹参　朱茯神　鲜石菖蒲　泽兰叶　炒黑荆芥（《宋元明清案类编》）

渭川评析：丁氏案未先叙述结果及无剂量。本案并非《金匮要略》所述的产后痉，多半属于肝风内动的一般疾病。产后痉是属于产后的一类急症，主要有突然项背强直、四肢抽掣，甚者口噤不开、角弓反张。

多因生产之后，感受风邪。由于失血既多，津液伤却。但分虚实两种：虚证颈项强直，牙关紧闭，面色苍白或萎黄，四肢抽搐，脉象沉细；实证多先出现外感症状，继而四肢强直，牙关紧闭，脉象浮弦。

总之，本证应包括产后破伤风和产后痉症。病症按子痫治，绝对安全治愈。产后破伤风要中西医结合论治。真正产后破伤风，古今医案绝少记载，说明历代医家对此症的治疗成功渺渺。

缅怀前哲，也只有司马迁在史记中记仓公（淳于意）医案八则，死去的就有四案，这种史笔的尊严可敬。自推行新法接生以来，凡遇难产之妇，通过手术，此症可免。

第五节　郁　冒

一、概说

生产时出血过多，致头晕、神昏不语、面色苍白、四肢厥逆、汗出不止，称为郁冒，亦即产后血晕。

《诸病源候论》说："运闷之状，心烦气欲绝是也。""若产时去血过多，血虚气急，如此而运闷者，但烦闷而已。若下血过少而气逆者，则血随气上抢于心，亦令运闷，则烦闷而心满急，二者为异。"

《妇人大全良方》说："以产后血晕者，由败血流入肝经，眼中黑花，头目眩晕，不能起坐，甚至昏闷不省人事，谓之血晕。""凡运血热，乘虚逆上凑心，故昏迷不省，气闷欲绝。然其有三：有因产时使力过多而运；有血少而运；有下血多而运。"

《景岳全书》说："产时胞胎既下，气血俱去，忽尔眼黑头眩，神昏口噤，昏不知人。古人多云恶露乘虚上攻，故知血运，不知此症曰血晕，曰气脱也。作血晕而用辛香逐瘀逐血化痰等剂，则立愈矣，不可不慎也。"

血晕证，应与恶露证参合研究。《潜斋医学丛书》论沈尧封治钱妇，产后发晕两日不醒，醒时恶露甚少。伊夫向邻家尧封琥珀散一服，约重6g许。酒调灌下，即醒。其色与香气俱是没药，大约即是血竭没药之方（为瘀闭证）。又治吕氏妇人分娩，次日患血晕，略醒一刻，便闭目头倾，一日数十发。其恶露产时不少，今亦不断，脉大，左关弦硬，用酒化阿胶30g，童便冲服。是血晕虽少减，而头汗出，少腹痛，有形寒战如疟，战已发热更甚。投夺命丹（没药、血竭各6g）酒调服，寒热腹痛发晕顿除。唯觉通身汗出，此时气血已通，而显虚象，用黄芪15g，炒归身6g，甘草3g，炒枣仁9g，炒小麦15g，大枣3枚，水煎服，汗止而安。《潜斋医学丛书》亦以恶露与血晕有合并研究的必要。恶露虽少，而胸腹无胀痛者，不可乱投破瘀之药。今秋，周鹤庭室人，新产而眩晕，自汗懒言，目不能开。乃父何新之，视脉虚弦浮大，因拉孟英商治。问其恶露虽无，而脘腹无患，乃用牡蛎、石英、龟板、鳖甲、琥珀、丹参、甘草、小麦、大枣为剂，覆杯而愈。此由血虚有素，既娩则阴营下脱，阳越不潜，设拘泥于新产瘀冲之常例，而不细参脉证，则偾事矣。

上录《潜斋医学丛书》验案二例，则血瘀闷证与血虚脱证可以辨别。张山雷笺正《沈氏女科辑要》书中解释更为正确。他说："眩晕冒闷，本属阴虚于下，阳越于上。况在新产，下元陡虚，孤阳上越，尤其浅而易见，即《素问》所谓上实下虚为厥癫疾者。而一般认为，癫狂痫者的一定名词，而癫疾实为颠顶取义，是气火上升，浮冲激扰于脑，脑则摄纳虚阳（概括），即是无上捷诀。尧封以血虚血瘀分为两层，乃一虚一实，一脱一闭，确是脑部症状辨别之两大纲领。阿胶直补下焦，肝肾真阴，摄纳浮耗之元阳。自然气火既潜，更以童便直接下行为之向导，其效尤捷。血竭、没药虽似为破瘀而设，然亦仅泄降下行，以顺其气，尚非攻逐峻剂。唯酒性升胜，大事禁忌。尧封治吕氏产妇一条，恶露不少，已非瘀滞，而脉大弦硬，有阳无阴，诚是虚候。阿胶、童便本极相宜，然效不显而头有汗，尚是酒之误事。再投夺命丹而即大效，则腹痛者气必滞，前之阿胶腻补，能不能吹嘘气机，服此丹，沈谓气血已通，即是气药之得力处。然此妇已是虚证，不可误认为瘀血上冲，夺命丹仅能降气，亦非大破之比。盖产妇无论血去多寡，下元必虚。孟英谓不可乱投破瘀，已是至理名言。王、沈两案，实是大同小异，然治法则沈尚呆板，而王则灵活。同有自汗一症，沈必黄芪、归身固表补血，抑知归芪皆含有升发气机，对此虚火外浮，尚非切当。何如孟英之牡蛎、石英、龟板、鳖甲潜阳、摄纳、镇定浮嚣之丝丝入扣。孟英说'阴营下夺，阳越不潜'，亦岂专为血虚有素者而言。见理既真，选药更先，自在尧封之上。初产昏眩，固不于瘀露之通塞，亦非尽是恶血上冲，潜降浮阳，镇摄气逆。孟英之法，无往不宜。即在昏瞀最急时，先服童便，止啜一口，立觉醒翻灌顶，耳目清明，他者皆不可及。以其下行最速，是乃熟路，气降而脑不受激，即《素问》所谓'气反则生是也'。又烧醋炭熏鼻法最佳。"

据以上文献论述，中医对产后血晕证的归纳有两个方面：一为血虚，表现的征象是忽然晕厥，不知人事，面白唇淡，口鼻气微，手足厥冷，脉微欲绝，下血不止。古称"中气下陷"，在临床上是属于寒厥的脱证，即《景岳全书》所称的气脱，《潜斋医学丛书》所称的"阴营下夺，阳越不潜"，治宜摄纳虚阳。一为血瘀，表现的征象是忽然晕厥，不知人事，面青或赤，唇红，口鼻气粗，牙关紧闭，脉数有力，恶露不行。古称"瘀血冲心"，在临床上是属于热厥的闭证，即《景岳全书》

所称"恶露乘虚上攻"所致血晕，《沈氏女科辑要笺正》所称"气火上胜，冲激于脑"，治宜破血导瘀。

二、分型论治

（一）血瘀型

主症：产后恶露不尽，或胎衣不下，血气攻心，心腹痞满；或脐腹胀痛，拒按；及血晕，神昏，眼黑，口噤，或出现谵妄。脉弦涩，苔薄，舌淡红。

治则：通窍活血。

方剂：黑神散（《太平惠民和剂局方》）。

当归120g　白芍120g　熟地120g　干姜120g　肉桂30g　蒲黄60g　甘草120g　黑豆150g

共研细末，每用6g，酒水合服，或加入童便一盏。

用药心得：本方熟地、当归、芍药养血和血；蒲黄、黑豆去瘀行血；肉桂、干姜温通血脉；甘草甘缓益气；童便散瘀而引血下行，酒能引药入血分而通经络。所以有消瘀血，逐恶露的作用。用于产后血晕时，须加地鳖虫、水蛭、琥珀、菖蒲等祛瘀通窍之品。若脉弦滑，舌苔厚腻，则属痰迷清窍，宜豁痰开窍之蠲饮六神汤。

（二）血脱型

主症：产后失血过多，头目昏眩，心悸胸闷，频作呕吐，晕厥，不省人事，面色苍白或面黄。脉芤或微弱，舌淡无苔。

治则：补血固脱。

方剂：补血汤（《经验方》）。

黄芪30g　当归15g（煎浓汁）　沉香2g（磨汁）　童便1盏（冲服）

用药心得: "有形之血不能速生,无形之气所当急固。"故本方以补气固脱为主,使气冲血固,阳气不再继续浮越而冲头脑。补血仅属次要地位。方用黄芪益气固脱,剂量二倍于滋阴养血的当归,而补血的功效很强,乃阳生阴长之故。加上沉香降气调冲,温肾纳气。藉童便导浮阳下潜而止血,则血脱之郁冒可解。

　　我用本方时,常加琥珀、牡蛎,也可与《潜斋医学丛书》中的摄纳虚阳汤合用。虚脱休克者,急用独参汤。

　　附:摄纳虚阳汤

　　牡蛎 9g　石英 9g　龟板 9g　琥珀 2g　丹参 3g　甘草 3g　小麦 15g　大枣 3 枚

　　三、验案举例

　　魏某,女,28 岁,成都牛市口某厂。

　　第一诊:1975 年 6 月 12 日。

　　症状: 患者卧床不语,由家人代述:昨日初产,儿肥大。虽是顺产,但产程较长,产后出血过多。产科处理方毕,即发眩晕,神志昏迷不语,察其面色苍白。问话不答,面现痛苦状,半日中略醒又晕不省人事。脉左浮右涩,舌尖淡红。

　　诊断: 产后郁冒。

　　辨证: 血虚气滞。

　　治则: 补血行气。

　　自制方:

　　第一方:

　　鹿角胶 30g　阿胶 30g

隔水蒸化，童便冲服。

第二方：

红参 10g　生黄芪 30g　丹参 10g　炒北五味 10g　槟榔 3g　炒五灵脂 12g　炒蒲黄 10g　生龙齿 10g　桔梗 10g　砂仁 3g

嘱连夜接服。

疗效：苏醒好转。

第二诊：6 月 13 日。

症状：产妇低声主诉：服第一方后二小时，眼能半开而头不昏晕，想进饮食。曾服蛋花汤，自觉心静气平。但小腹疼痛，恶露不多，因腹痛而产医嘱用热水袋熨之。接服第二方后，全今晨恶露渐多，腹痛缓解，现已不痛。察其面色转红，四肢基本上无厥逆，人事清醒，知饥欲食，汗多转少。脉濡缓，苔薄白，舌质淡红。

治则：以行气补血祛瘀为主。

自制方：

当归身 10g　生黄芪 30g　阿胶珠 10g　炒五灵脂 10g　炒蒲黄 10g　潞党参 20g　槟榔 10g　金樱子 60g　砂仁 3g　琥珀末 6g（布包煎）

嘱服一周 6 剂后再诊。

疗效：痊愈。

第三诊：6 月 19 日。

其夫来告：患者服药至第三剂后，病情好转，能自动下床处理杂务，乳水足，食欲转好。继服三剂，恶露已净，食欲超越平时。暂拟停药告之。

按：本病属产后三大证之一，又属虚中夹实之候。既为初产顺产，而产程苦痛而长。产时自汗，正气已衰，复因产后大量出血，导致血虚。气虚血虚形成郁冒而恶露不下。虽下不多，但在冒闷严重时则不能从口说出，见其苍白面容而带愁苦之状，可知腹部疼痛。腹痛原因在恶露不下，是夹实的一面，况值初诊时，其脉象左浮右涩可征其血虚夹瘀。气虽虚，但因恶露潴留不去，转使气滞。

本来产后"郁冒"常例原属阴虚于下，阳越于上的证候较多。而本病既因失血过多而成血虚，更因恶露潴留不去而成虚中夹实之候。第一方以补血而救急。第二方以红参、黄芪益气，丹参、槟榔行气导滞。气行而使血易变，盖气为血帅。再以失笑散化瘀，桔梗排液，推动恶露下行则瘀去矣。况有五味宁心，龙齿潜阳。药味虽少而精，面面俱顾。如果用药不当，足以形成恶露乘虚上攻，冲激奇恒，故治疗大法宜补虚化瘀，略予镇静潜阳，覆杯而效。

附：叶香岩治疗新产郁冒案

吴氏妇，新产阴气下泄，阳气上冒，日甫至戌亥。阳明胃衰，厥阴肝横，肝血无藏，气冲扰膈至心下格拒；气干膻中，神乱昏谵。若恶露冲心则死矣，焉有天明再醒之理？回生丹酸苦，直达下焦血分，用过不应，谅非瘀脾，想初由汗沥发热。凡外感风邪，邪滞汗解，此热昏乱，即仲景之新感郁冒也。倘失治必四肢牵掣如惊，似风痫则危。意从亡阳汗出谵语例，用救逆法，生龙骨、生牡蛎、桂枝、淮小麦、炙甘草、南枣。

次诊：气从涌泉、小腹中直冲胸膻而心下痛、颠晕、神迷。此肝肾纳怯，无以收纳自固，每假寐必魂魄飞越，惊恐畏惧，非止一端。救逆法镇阳颇应，但少补凝神，益气固之耳。人参、龙齿、枣仁、茯神、炒黑栀子、黑壳建莲肉，用紫石英30g捣碎，水三盏，煎减半，用以煎药。

三诊：两法皆效。下元虚损无疑，两手无气力把握，带下淋漓不止，梦魂跌仆，正经旨下虚梦堕也。议镇固奇脉方：人参、龙齿、枣仁、茯神、桑螵蛸、炒黑远志，用紫石英汤煎药。

四诊：昨午忧悲嗔怒，大便后陡然头晕，继以呕吐、胸痞止、心悸嘈杂，仍不能食。子夜寒战鼓栗，寅刻津津微热，神昏妄见，巅痛乳胀，腹鸣短气，呵欠似欢息之声。此乃下元根蒂未坚，偶触心机，诸阳神飞越动舞。

仲景论先厥后热，知饥不能食，干呕列于厥阴篇中。益危病初效，未沾水谷精华，则胃土人虚，中无砥柱，俾厥阴风木威，横冲震荡，一如释典混沌劫于地水，大风卒来不御矣。

当此，医药全以护阳固阴，但血合耗涸，刚猛及滋腻总在难施之例。无暇理病，存体为要，人参、熟附子、川桂枝木、炮姜炭、炙黑甘草、茯苓。

鸿志按：郁冒一症，《金匮》谓得之亡血，复汗。乃叶氏斯案，始从亡阳汗出谵语例，用救逆法，继用补虚宁神法，又用镇固奇脉法，卒用护阳固阴法。虽方法不一，就诊施治而大旨终不离乎仲景法也。此叶氏之所以神也。(《女科医案选粹》)

滑川评析：观叶氏案，屡变其治则，可征中医治病"随证施治"的重要性。至于郁冒，原属《金匮要略》产后三大证之二，其特征就是昏厥。

据《诸病源候论》说："有虚有实，虚为血虚，实为血实，血虚而厥，厥后心冒。以血虚下厥，孤阳上出，故有头汗出。"所以说产妇喜汗出者，是阴血虚耳。至于血实，当然属痞。前一种因为出血过多，后一种属于气滞血瘀。临床之际，须从虚实辨证诊治。

（1）产后血虚郁冒证：由于产后失血过多，头目昏眩，心悸胸闷，频作呕吐，不省人事，面色苍白或萎黄，脉芤或微细，舌淡无苔。

（2）产后血瘀郁冒证：由于产后恶露不多，少腹硬痛拒按，冒闷神昏，不省人事，面色紫暗。脉弦滑，唇红口噤，或发谵语。

治虚宜补气益血，治瘀宜活血化瘀。但须考其虚实，从而论治。凡治产后郁冒，都不出此两大范围。

叶氏是清代中叶四大名医之一。议论既精，用笔亦妙，尤为吾道文章高手。试观吴氏一案，纵横万端，归纳四则，最后是护阳固阴法而获痊愈。从药物看来，只举脾肾之阳，未举肝肾之阴。今后适此证，也可以补充枸杞、女贞、旱莲、川贝、石斛之类，其法全矣。

第六节　产后发热

一、概说

妇女产后发热，是指产后因种种原因出现体温升高的现象。《景岳全书》说："产后发热，有风寒外感而热者，有邪火内盛而热者，有水亏阴虚而热者，有产褥劳倦虚烦而热者，有去血过多，头晕闷乱烦热者。诸证不同，治当辨察。"

《景岳全书》在论辨证方法时说："若见头疼身痛，憎寒发热，或腰背拘急，脉见紧数，即产后外感证也。产后有火证发热者，但外感之热多在表，火证之热多在里。火盛于内多见潮热，内热烦渴喜冷，或头痛多汗，便实尿赤，无表证，脉见缓滑不紧而发热者，便是火证。""产后有阴虚发热者，必素禀脾肾不足及产后气血俱虚所致。其证则倏然往来，时作时吐，或昼或夜，进退不常，或精神困倦，怔忡恍惚。但察其外无表证，而脉见弦数，或浮弦豁大，或微细无力，其来也渐，非若他证之暴至者，即阴虚之候。""产后有去血过多发热者，其证必烦渴气短，头痛昏晕，闷乱内热，是亦阴虚之属。"又说："蓐草荐也，产妇坐草艰难，以致过劳心力，故曰蓐劳，即产后劳倦也。其证或寒热如疟，或头疼自汗，或眩晕昏沉，或百节疼痛，或倦怠喘促，饮食不酣，形体虚赢，皆其候也。"

《景岳全书》归纳产后发热有四种类型：一为感冒，二为火证，三为阴虚，四为蓐劳。《医宗金鉴》说："产后发热，非止一端。如饮食太过，胸满呕吐，恶食者，则为伤食发热。若早起劳动，感受风寒，则为外感发热。若恶露不去，污血停留，则为瘀血发热。若去血过多，阴血不足，则为血虚发热，亦有因产时伤力，疲劳发热，又有产后之蒸乳发热者。当详其有余不足，要在临诊细细参考也。"

归纳起来，产后发热有外感发热、伤食发热、瘀血发热、血虚发热四种。蓐劳，即西医的产褥热，为细菌感染所致。其发病大多在产后第三天起，发高热，头痛，下腹部疼痛，所下恶露甚臭。若细菌侵入血液或淋巴管中大量繁殖，可引起败血症。因此，产褥热实属产后温病。可中医所谓蓐劳者，由气血虚弱，饮食未复，将养失调，而外邪客之，使人虚乏劳倦、午卧午起、颜色憔悴、饮食不消、咳嗽、口干、头昏、身疼，有时盗汗、寒热、背膊烦闷、四肢不举、沉重着床，此为蓐劳之候。它与西医产褥热急性发者又有不同，似为营养不良性贫血，或萎黄病之类。初起有外邪者，宜银翘散加减；热入心营，出现高热神昏者，宜清心开窍；有寒热往来者，宜三合汤；气阴虚者，宜黄芪鳖甲散；气血亏虚者，宜益气养营汤。

二、分型论治

（一）风热型

主症：恶寒发热，头痛眩晕，腰酸骨楚，口渴，午后热重。脉浮滑或小数，苔白质红。

治则：疏风清热。

方剂：银翘散（《温病条辨》）。

银花 9g 连翘 9g 桔梗 3g 牛蒡子 9g 薄荷 5g 竹叶 9g 青荆芥 5g 甘草 3g 淡豆豉 9g 鲜苇茎 9g

水煎服。

用药心得：本方是清凉解表之剂，对产后感受风热之邪宜之。同时改散剂为汤剂。若西医检查，有感染者，可加蒲公英、夏枯草、鱼腥草之类；若热高腹痛者，加丹皮、没药；大便结者，加晚蚕砂。

（二）血热（热入心营）型

主症：产后数日，恶寒战栗，体温升腾，旋为弛张型；有脓性恶露，频频不绝时，发剧烈脑症状：谵妄昏迷；皮肤或显出血斑，面红目赤，口渴心烦，腹满硬而痛，大便秘结，小便短赤。脉滑大而数，舌红苔黄。

治则：清热，凉血，开窍。

方剂：生化汤加减（王渭川验方）。

生地 9g 白芍 9g 地骨皮 9g 丹皮 9g 没药 6g 桃仁 9g 银花 9g 连翘 9g 升麻 9g 红花 5g 柴胡 6g

水煎服。

用药心得：本方清热，凉血，活血，解毒。同时与犀角地黄汤、神犀丹、紫雪之类合用。腹满便结者，可结合调胃承气汤。

（三）邪犯少阳证

主症： 产后日久，寒热往来，胸胁痞满，心烦善呕。脉弦数，苔薄白，舌尖红。

治则： 补血，健脾，祛邪。

方剂： 三合汤（《证治准绳》）。

白术 30g　当归 30g　白芍 30g　黄芪 30g　茯苓 30g　熟地 30g　柴胡 45g　沙参 45g　黄芩 18g　半夏 18g　甘草 18g　川芎 30g

共研粗末，每用 30g，加生姜 3 片，大枣 1 枚，水煎服。

用药心得： 本方用柴胡透达少阳之邪，黄芩清泄胆腑之热。通过两药的透达清泄作用，可以解除寒热往来、胸胁胀痛和口苦等症，为本方主药。半夏和中止呕，黄芪、沙参、茯苓、白术益气养胃健脾，和当归、白芍、熟地、川芎补血调肝，共起鼓舞正气的作用。加上甘草调合诸药，共成扶正祛邪的作用，对血虚邪犯少阳之证甚宜。

（四）阴虚虚劳型

主症： 虚劳客热，夜有盗汗，胸胁不利，食减多渴，咳痰稠黏，或有咯血。脉细数，苔薄黄或浮黄，舌尖红。

治则： 滋阴补肾，清热化痰。

方剂： 黄芪鳖甲散（《卫生宝鉴》）。

黄芪 30g　甘草 15g　知母 15g　桑皮 15g　赤芍 15g　紫菀 15g　黄芩 15g　秦艽 20g　茯苓 20g　生地 20g　柴胡 20g　地骨皮 20g　肉桂 10g　人参 10g　桔梗 10g

共研细末，每用 6g，水煎服。

用药心得： 方中鳖甲、白芍、生地、知母可滋阴补肾，泻肝肺之火；黄芪、人参、肉桂、茯苓、炙甘草可以益气固卫，补脾肺之虚；再加桑皮、桔梗泻肝中之热，半夏、紫菀祛痰镇咳；秦艽、地骨皮清虚热，除骨蒸；柴胡解肌热，升清阳，是治疗虚劳烦热的良方，但以气阴两虚者宜。若纯属阴虚，虚劳发热，宜去黄芪、肉桂、人参，加明党参、玉竹、天冬、麦冬等养阴之品。若属气血亏虚者，又以益气养营汤为宜。

三、验案举例

夏某，女，30岁，成都某信箱。

第一诊： 1975年6月4日。

症状： 产时大汗畏热，曾进冷饮冷食。产后出血量多，腹剧痛，发热38.8℃，下痢赤白夹杂，一昼夜达三十次左右。下时腹痛如刺，肛门有灼热感。小便短黄，恶露甚多，有块状物。体力大衰，饮食不进，心跳过速，气紧。脉弦涩，舌质淡红边蓝，苔白腻如积粉。

诊断： 产后发热。

辨证： 脾气虚损，湿邪内伏，影响宫缩。

治则： 益气健脾，清热祛湿，行血化瘀。

自制方：

泡参30g　鸡血藤18g　生黄芪60g　黄连6g　广木香6g　赤芍6g　琥珀6g　槟榔6g　葛根9g　桔梗9g　秦皮炭9g　蒲黄炭9g　甘露消毒丹9g　茵陈12g　白头翁12g　炒北五味12g

嘱服6剂，一周后复诊。

第二诊： 6月11日。

症状： 上方服至四剂，精神好转，能进饮食，不感心悸气紧，体温正常，恶露减少，但仍有块状物少许，腹胀，乳汁少。脉弦涩，舌质淡红，苔薄黄。

自制方：

党参24g　生黄芪24g　蒲公英24g　益母草24g　王不留行24g　黄连3g　连翘12g　银花9g　鸡内金9g　厚朴3g　蔻仁3g　广木香3g　山楂3g　琥珀末3g

疗效：服上方6剂后，食欲增进，乳汁渐多，腹胀、恶露消失，痊愈。

按：本证以清热化湿解毒为主，必要时应当攻下。产妇发热，则首宜兼顾其产后元气大虚、脾气不足、正不敌邪等特殊情况，谨慎从事。本例患者虽因湿邪致病，但心悸气紧、舌边蓝、舌苔白腻如积粉，皆为产后气虚脾弱之候。不得不从益气健脾为主，藉达清热祛湿、行血化瘀的功效，促进子宫收缩，排除恶露亦有必要。初诊处方，以黄连、甘露消毒丹、琥珀末、白头翁以清热，祛湿，解毒；泡参、黄芪益气补虚；木香、槟榔行气导滞。因有表证，故用葛根解肌；因心悸气紧，故用五味子、鸡血藤敛养心气。复诊处方虽有增减，但仍守前法，祛邪而不伤正，补正而不留邪。

第七节　产后大便难

一、概说

妇女产后大便难是产后气弱，大肠传导无力；或血枯液燥，肠失润滑致大便秘结难解。如《金匮要略》说："新产妇有三病……亡津液，胃燥，故大便难。"《金匮心典》说产后："大便难者，液病也。胃藏津液而渗灌诸阳。亡津液，胃燥则大肠失其润，而大便难也。"

二、分型论治

（一）液枯型

主症：大便秘涩，干结，不思饮食。脉虚数，苔薄黄而干，或干白。

治则：养血滋液，润肠通便。

方剂：润肠丸（《东垣十书》）。

羌活15g　当归15g　大黄15g　麻仁30g　桃仁30g

先以麻仁、桃仁另研如泥，余研细末，炼蜜为丸，如梧桐子大，每用6～12g，白开水吞服。

用药心得：本方麻仁、桃仁富含油脂，最能润滑肠道；当归滋血养血，大黄通便泄热，佐羌活之升，恐大黄等药泻之太过，复伤津液，共起润肠通便的功效，同时可加蜂蜜。

（二）气虚型

主症：产后大便秘结，短气神疲，语声低微，自汗。脉弱或虚数，苔薄，舌淡红。

治则：益气通便。

方剂：麻仁丸（《证治准绳》）。

麻仁（研如泥）30g　枳壳30g　党参30g　大黄15g

后三味药共研细末，炼蜜为丸，如梧桐子大。每服6～9g。如未通者，可渐加用量。

用药心得：本方用党参补气为主药，再加枳壳顺气开结，两药同用，使补而不滞，且增大肠传导之功。加滋液润肠的麻仁，使大黄之通导而为补气通便之方。若气虚甚者，加白术、黄芪之类；自汗者，加浮小麦。

巴蜀名医遗珍系列丛书

三、验案举例

周某，女，42 岁，成都某学院。

第一诊：1963 年 8 月 3 日。

症状：患者婚后 20 年未育，曾在我处长期治疗得孕，平安产子。究以产程过长，出血较多，平时人体羸瘦，产后十日子宫复旧不全，一度垂脱，大便困难。医用润汤通下剂无效，每天非灌肠则不能排便，产妇苦之，旋急促邀诊。

审其症：面色苍白，头昏心悸，腹部胀痛，但恶露已净。脉沉涩，舌薄白。

诊断：产后大便难。

辨证：气血亏损，气滞便结。

治则：补养气血，佐以理气通结。

自制方：

潞党参 60g　鸡血藤 18g　生黄芪 60g　炒升麻 24g　归身 10g　制香附 10g　广木香 10g　槟榔 10g　九香虫 10g　地鳖虫 9g　益母草 24g　鹿角胶 24g　鱼鳔胶 24g

嘱服 6 剂。

第二诊：8 月 16 日。

症状：服上方后，大便能自解。复请产科检查，宫体垂脱已上缩。但产妇仍感少腹隐痛、不胀，黄带较多。

自制方：

潞党参 60g　鸡血藤 18g　生黄芪 60g　炒升麻 24g　归身 10g　蒲黄炭 10g　制香附 10g　广木香 10g　槟榔 10g　九香虫 10g　地鳖虫

10g　益母草 24g　鹿角胶 24g　鱼鳔胶 24g　琥珀末 6g

嘱服 6 剂。

第三诊： 8 月 25 日。

症状： 服上方 6 剂后，诸症悉解，唯乳汁不足。

自制方：

党参 30g　白术 10g　茯苓 12g　炙甘草 10g　益母草 24g　王不留

行 24g

疗效： 痊愈。两月后，产妇已照常工作。并惠赠 60 天婴儿照片，

以资纪念。

按： 本病即《金匮要略》所论产后三大证之一种。一般认为是产后
肠间津液缺少所致，实际上是胎儿庞大，胎前既影响膀胱和直肠受迫，
产后子宫复旧不全，影响腑气虚滞，机能不畅，导致大便困难。方用大
剂益气之品，和宣滞活络的虫类药合用，是治疗产后大便难之基础剂。
并希医界明达，有以正之。

第八节　乳汁缺少

一、概说

妇女产后乳汁缺少，是由于乳腺分泌障碍引起。《景岳全书》说：
"妇人乳汁乃冲任气血所化，故下则为经，上则为乳。若产后乳迟乳少，
由于气血不足，或为冲任虚弱（概括）无疑也。"《诸病源候论》说："妇
女手太阳手少阴之脉，下为月水，上为乳汁之义。"

古人限于时代，但对泌乳的认识多本经验积累所得的概念。因此，
古人认为乳汁缺乏关键是冲任损伤。这种看法是正确的。

乳腺与生殖器官并行发育，有密切的关系，已为尽人皆知的事实。乳汁是由于各种复杂营养物质所产生。一般说，要维持乳汁分泌丰富，就必须保持产妇精神愉快、营养适当，并养成定时授乳的习惯。利用婴儿吮乳反射作用，促进肾气功能泌乳，但乳房腺体组织又为泌乳先决条件。

泌乳量因人而异，视乳腺组织而有所不同，与身体之强弱无关。常见乳房外表发育完好，身体健康，但泌乳量则甚少；有人乳房偏小，泌乳量确甚丰富。前者盖乳房内存在大量的脂肪，后者因乳房有正常的乳腺组织。年龄较轻产妇之乳房可能发育不全，年高初产妇乳房可能萎缩，二者皆可使泌乳不足。

《诸病源候论》对孕期无月经的解释是："由于手太阳小肠经脉、手少阴心经脉，二经互为表里，上为乳汁，下为月水。有妊之人，经水所以断者，盖壅之以养胎，蓄之以成乳汁耳。"此论与现代内分泌学说的解释相差太远。但早在六世纪前后，中医学就有这样的论述是十分可贵的。

乳汁缺乏，有因气血本盛，乳房胀大，而乳汁不行者，为乳汁郁滞证，宜涌泉散；有因血少气弱，涩而不行者，为气血衰弱证，宜补气通络，主十全大补汤；有因肝气郁结，宜逍遥散，舒柔条达。

二、分型论治

（一）乳汁郁滞型

主症：妇女产后，乳房全部或部分肿胀痛者，压之尤甚。乳汁不通，经络痰滞。脉沉涩，舌质略带青色，苔薄白腻。

治则：导滞通乳。

方剂：涌泉散（《卫生宝鉴》）。

瞿麦穗　麦冬　龙骨　穿山甲　王不留行各等分

共研细末，每服 3g，热酒调下，一日 3 次。

用药心得：方中穿山甲、王不留行都为通乳要药。王不留行性味苦平，有行血通络、下乳的功效。它上能通乳汁，下可通经闭，治乳汁不下，常与穿山甲配用。穿山甲善于走窜，性专行散，能活血散瘀、消肿排脓、通乳汁。麦冬滋养胃阴而生津；瞿麦穗通乳利水；龙骨重镇安神，平肝益阴。五药配合，有通乳导滞之功。同时可去龙骨之收敛，加漏芦以导滞消胀。

（二）气血俱虚型

主症：产后乳汁不行，头眩耳鸣，心悸气短，乳房不胀，脉虚细，舌淡少苔。

治则：补气血，通乳汁。

方剂：通乳散（《傅青主女科》）。

党参 15g　生黄芪 24g　当归 9g　麦冬 9g　木通 9g　桔梗 9g　猪蹄 2 只

因用猪蹄，故改煎剂为同炖（渭川）。

用药心得：方中党参、生黄芪补气；当归、猪蹄补血；桔梗开郁通乳。若体质虚弱者，可继服十全大补汤，并随证加入穿山甲、王不留行，亦可加花生米、猪蹄炖服。

（三）肝气郁结型

主症：面色苍白，有时潮红。体质虚羸，精神抑郁，易于动怒，头眩胁痛，口干内热，有时潮热。大便秘结，小便淡黄。脉细数，舌红，苔薄黄。

治则：疏肝解郁通乳。

巴蜀名医遗珍系列丛书

方剂：通肝生乳汤（《傅青主女科》）。

白芍 9g　当归 9g　白术 9g　熟地 12g　麦冬 9g　通草 9g　柴胡 9g　远志 6g　藿香 6g

用药心得：柴胡疏肝解郁；当归、熟地、白芍活血通络；通草通乳；麦冬生津；白术健脾。本方对气血不足，而又肝气郁结之乳汁不通者最宜。若气郁甚者，加槟榔、香附、穿山甲、王不留行之类，亦可选用逍遥散加通乳之品。

三、验案举例

孙某，女，28 岁。住石板滩某商店。

第一诊：1977 年 8 月 20 日。

症状：形体瘦弱，结婚数年未孕。因患黑色素沉着病，经过长期治疗，稳定好转而孕。产后乳汁从极少量而至于无，婴儿又不食牛乳，患者苦之。平时眩晕头昏，食欲差，性急躁易发怒，长期失眠。脉弦数，苔光，舌质红。

诊断：继发乳汁不通。

辨证：肝肾阴虚，津伤络阻。

治则：滋养肝肾，生津通络。

自制方：

沙参 12g　细生地 12g　炒川楝 10g　生白芍 10g　阿胶珠 10g　川贝 10g　夏枯草花 15g　水蛭 6g　地鳖虫 10g　夜交藤 60g　王不留行 24g　茜草 10g　生蒲黄 10g　蚕蛹 20 枚

一周 6 剂，连服两周。

第二诊：9 月 10 日。

症状：服上方两周，精神明显好转，人觉愉快，抑郁愁苦之状消除，失眠显著好转。乳房发胀，恢复产后初期乳量。婴儿渐长，饮食增加，乳量更感不足。脉弦数，苔光薄，舌质红。

治则：养肝肾，通乳汁。

自制方：

沙参 12g 细生地 12g 生三七 3g 鸡内金 10g 胎盘粉 10g 炒川楝 10g 生白芍 10g 阿胶 10g 川贝 10g 夏枯草花 10g 水蛭 6g 地鳖虫 10g 夜交藤 60g 王不留行 24g 生蒲黄 10g 茜草 10g 蚕蛹 20 枚

第三诊：9 月 26 日。

症状：产妇服上方两周后，乳汁显著增加，身体转胖，体重增加，食欲增进。

自制方：

阿胶珠 10g 水蛭 6g 地鳖虫 10g 王不留行 24g 茜草 10g 蚕蛹 20 枚 胎盘粉 10g 三七粉 2g（冲服）

嘱常服。

疗效：患者日趋健壮，乳汁尤显充盈。在服药方面，是停停服服的，终于停药后，乳汁照常丰足而愈。

按：治疗乳汁不足，实属法无定则，则无呆板。总以肝肾脾气血冲任等方面着手，可逐步收效。切忌刻舟求剑，一成不变。治疗本案，初期从调肝滋肾通络着手，所用药物以一贯煎仿涌泉散获效。继增血肉有情之品，如胎盘粉、阿胶等品，对奇经肝肾能起肯定的效果；蚕蛹内含丰富的蛋白质，对体弱者有补益作用。故本案终于达到满意的疗效。

在乳房病中，青年还有乳衄，即在月经期内乳房大量出血。遇此症勿惊慌，应从先天之肾着手。又有孕期六七月之间乳汁自流，这是冲任之气不足，补益冲任即可治之。这些案例前无古人，愿后来者在临床中长期体验证之。

第九节 乳 痈

一、概说

乳痈，即西医称为乳腺炎。乳房一侧或两侧，忽然红肿坚硬，发热胀痛，甚至化脓。同时伴有全身症状，如头痛、身痛、憎寒、壮热等。

《景岳全书》说："产后吹乳，因见饮乳，为口气所吹，致令乳汁不通，壅结肿痛，不急治之，多成痈肿。"

叶天士著《临证指南》说："乳痈属胆胃二腑热毒，气血壅滞。初起肿痛，发于肌表，肉色焮赤，其人表热，或憎寒壮热，头痛烦渴。"

古人所称的乳吹、乳痈两种乳病，即现代医学的乳头炎和乳腺炎。古人认为，乳吹是由于婴儿吮乳时，向乳头吹气，以致成疾，使乳头红肿，延及乳房坚硬肿痛，乳汁不出，酿成乳痈。产褥期中，吹乳和乳痈最为多见，尤多见于初产妇。因乳头皲裂，则易感染。或乳汁郁滞而起，乳房肿痛，至严重阶段时，恶寒壮热，化脓穿溃。

缪仲醇著《先醒斋医学广笔记》一书中说："妒乳，内外吹乳，乳癌，乳痈，不外阳明厥阴两经之病。治疗之法，橘叶最妙。又法用生半夏一个研末，以生葱头研裹，左右互塞鼻孔，神验。"

我曾经试用此方，的确有效。塞鼻后数小时，发现鼻内有刺的感觉时，立即除去，以清水洗涤鼻孔。如肿痛尚未全消，可连续按上法继用。

古人以在未产前发生乳痈，名内吹风；授乳时患乳痈，为外吹风，皆出于推测。《先醒斋医学广笔记》所说：不外阳明厥阴二经之病，亦本古义。但乳癌病理不同，不可与乳痈同论。胎前见乳痈，宜肝消散；产后乳痈，多属积乳既多，加以畏痛，不敢使乳婴吮吸，则愈积愈多，所以成溃。不比其他溃疡，易于消退，二三日内无不成脓。

乳痈初起，如川楝肉、蒲公英、紫花地丁、银花、丹皮、栀子、黄芩、连翘、山楂、神曲等皆可选用；外治，以蒲公英、紫花地丁、马齿苋、木芙蓉叶、忍冬藤等捣敷皆有效。但此类药性皆清凉有余，火势盛炽，红肿蔓延者宜之；如属轻症，嫌其太凉，反遏抑气血，使之坚硬难化，宜用如意金黄散清血消散。内服药方面，初起有全身症状时，憎寒发热、头痛身痛者，先服真人活命饮，继予消毒饮、连翘饮；在溃脓以后，日久气血虚弱者，宜益气养营汤。

二、分型论治

（一）乳痈初起型

主症：乳头肿，乳汁停滞，乳部红肿坚硬，壅塞乳道，疼痛剧烈。脉洪数，舌赤。

治则：清热解毒，通络疏利。

方剂：加味真人活命饮（《中国妇科病学》）。

银花 15g　归尾 9g　浙贝母 9g　皂角刺 3g　连翘 9g　陈皮 6g　制乳香 5g　制没药 5g　花粉 12g　白芷 5g　甘草 3g　瓜蒌皮 12g　赤茯苓 12g　山甲片 9g　川红花 6g　蒲公英 9g

用药心得：本方银花、连翘、蒲公英等清热解毒；皂角刺、浙贝母、山甲片、川红花等通络疏利，则可使热毒解，乳道通，红肿消。若外用蒲公英、芙蓉花、野菊花捣敷患处，其效更著。亦可用如意金黄散外敷。

（二）痈脓型

主症：形寒发热，乳房肿痛，硬块渐软，局部皮肤光泽，灼热疼痛，或将溃或已溃流脓。脉弦涩，苔腻。

治则：清热解毒，托里排脓。

方剂：加味神效瓜蒌散（《外科集验方》）。

瓜蒌30g　生甘草15g　当归15g　明乳香3g　没药6g　山甲片6g　党参15g　银花9g

用药心得：本方银花、瓜蒌、甘草清热解毒；当归、党参、乳香、没药、山甲托里排脓。若内热未清，加连翘、丹皮、夏枯草、蒲公英；脓汁稀薄，加黄芪30g以上。

（三）溃疡后期型

主症：溃脓后体力衰减，疮口久久不愈。脉弦细，苔薄白。

治则：益气养血，排脓生肌。

方剂：益气养营汤（《证治准绳》）。

沙参9g　茯苓9g　陈皮3g　浙贝母6g　香附3g　当归3g　川芎3g　黄芪9g　熟地3g　白芍3g　甘草2g　桔梗2g　白术6g　柴胡2g

用药心得：本方属散剂改为的水剂。方中沙参、黄芪、白术益气；当归、熟地等养血；桔梗、川芎、香附通络排脓。气血得补，血脉通利，则脓尽生肌收口。亦可加山药、白芷之类。

附：外用方如意金黄散（《外科正宗》）

南星10g　甘草10g　陈皮10g　厚朴10g　苍术10g　天花粉50g　大黄25g　黄柏25g　白芷26g　姜黄25g

共为细末，用蜜水调敷患处。

三、验案举例

秦某,女,28 岁,成都东郊某工厂。

第一诊:1978 年 6 月 30 日。

症状:产后十余日,乳汁充足。突发乳房肿痛、发红,乳汁闭塞。不但婴儿吮不出,用吸乳器也吸不出。全身恶寒发热,体温 39.7℃,头痛鼻塞,乳部既痛,周身关节同时剧痛,不能饮食。西医用鱼石脂外敷无效。脉浮洪,苔薄腻。

诊断:乳痈(乳腺炎)。

辨证:湿毒蕴结上焦,乳络瘀阻。

治则:清湿排毒,通瘀活络。

自制方:

红藤 60g　蒲公英 30g　败酱 30g　大青叶 10g　茵陈 10g　萹蓄 10g　淡豆豉 10g　知母 10g　王不留行 20g　柴胡 10g　三七粉 3g　全瓜蒌 30g　川贝母 10g　夏枯草花 20g　薤白 12g　水蛭 6g　地鳖虫 10g　炒蒲黄 10g

嘱服 4 剂后更方,并用金黄散合蜂蜜全敷。

第二诊:7 月 5 日。

症状:金黄散连敷三日后,乳房红肿全消,乳汁自出。服药至两剂后,热度退清,体力恢复,食便正常,照常授乳。脉弦缓,苔光薄。

治则:清湿排毒,通瘀活络。

自制方:

潞党参 30g　鸡血藤 18g　生黄芪 30g　红藤 24g　蒲公英 24g　王不留行 10g　柴胡 6g　夏枯草 10g　地鳖虫 10g　炒蒲黄 10g

嘱服 6 剂。

疗效：痊愈。

按：乳房虽属肝脾区域，但本案形成并非七情之伤，乃是病毒感染造成，乳房肿痛，乳汁瘀阻。当时病势已酝酿化脓，故全身高热。故治本案舍病机，如肝气郁结或胃热伤脾等，专以内清外消，而排除感染之湿毒局部蕴结。用药亦打破常规，也不采取荆、防解表。而在涌泉散中，只取王不留行一味，已足胜任。外敷金黄散，乃起消肿消炎之良效。在内服方中，红藤、蒲公英、大青叶消炎排除病毒的功效显著，败酱尤能抑制白细胞增高，淡豆豉解肌热，知母养阴清热，柴胡疏泄壅塞之凝聚，三七、蒲黄化瘀活络，水蛭、地鳖虫通经活络，故投方良效，多半打破前人治乳痈常规。方剂平稳，凡刺激性较重之品，如生半夏、皂角刺等一概不取。

总之，乳房部位在胸，既为阳明胃气之所聚，又为肝经厥阴之所络。乳房之内，更多筋膜乳管，上细下粗，储藏乳汁，故一经病毒侵袭，极易腐溃。最好在病之初期，侧重清解消散，莫使滋蔓难图。

附：张隐庵治产后乳生痈毒案

一妇人，产后乳上发痈，肿胀将半月。周身如针刺，饮食不进。六脉沉紧有力，左乳则肿连胸胁。用麻黄、葛根、荆芥、防风、杏仁、甘草、石膏温服，取汗遂愈。

张氏自按：《金匮》云：产后妇喜中风，经开阖不得，寒气从泛，营气不从，逆于肉里，乃生痈肿。此系风寒内壅，火热内闭，营卫不调所致。众以凉药治热，不知开阖之故。令毛窍一开，气机旋转，营卫流行，而肿痛解矣。经云：食气入胃，散精于肝（肝藏血），病属阳明

厥阴两经，是以饮食不进。今经气疏通，自能食矣。孰谓疡医可不知经乎。（《女科医案选粹》）

渭川评析：张氏此案极有价值，学者幸勿轻视。张氏本通《灵枢》《素问》，他以麻杏石甘汤加葛根、荆芥、防风而愈乳痈。全在调和营卫，开阖枢机，病在里或在外，咸得奏效。例如，肺炎初期，投麻杏石甘汤辄效，就是清里解表的道理。病虽到脏，却因六淫之感，而成可征。此案病虽半月，由于风寒化热，血瘀气滞成痈。因为患者体力本壮，脉沉紧有力，病毒尚不至播散全身。食弱已说明脾虚（脾统血，又摄水谷精微），脾既虚，则不能输送精微到肝，而使肝胃成病之局。张氏发挥经旨，以治疡科，其法良备，恐为一般人所不能体会。

总之，乳痈初起，首先防止化脓。外敷与内服药应同时进行。外敷，用金黄散调蜂蜜良效。内服以银甲丸，清湿热内壅为主。

王渭川验方如下：

银花 10g 连翘 10g 青黛 10g 生鳖甲 24g 蒲公英 24g 椿根皮 9g 炒升麻 24g 琥珀末 8g 槟榔 10g 葛根 10g 柴胡 10g

本方诸药合用，以行滞，推动血行，疏通经络，则局部蕴结之湿热既除，而机能中停滞成瘀之血，亦复于正常而达治愈矣。此症，总由于乳汁气血相郁结，乳头接触感染，导致本病的形成。治疗本病，以内消、补托、解毒为主。

第十节　产后疾病结语

妇女产后疾病的成因错综复杂，但不出经常所见几种产后病的范围。胞衣不下，有寒凝气阻和气血两亏之候。在治疗上，就有破血祛瘀，生化气血的方法。若欲催胞衣速下，可以用头发入口的办法，以引起恶心，利用腹肌张缩的机能，使胞衣顺利而下，颇具效验。在恶露不下和不绝的情况下，有气滞血凝，属瘀属实的和气血两虚的两种病情。属于前者应活血行瘀，属于后者应补中益气。总之，要掌握有瘀行瘀，无瘀不攻的原则。凡体弱和血分不充足的患者，即使恶露不多，只要腹无包块和胀痛的情况，就不应投破血峻剂（据现代产科学记载，正常分娩的出血量约 50mL 上下）；恶露过多不止，而血色又极鲜红者，是无瘀之征，古人说是肝之疏泄过盛，和肾之闭藏失职，致冲任不能固摄，可重用伏龙肝、阿胶、童便之类，颇具捷效，其治疗价值竟驾独参汤之上。因此，妇科医生应尽量使用价廉有效之药，为病者节约。

产后血晕为产后常见之证，有血虚和血瘀两种：一为颜面苍白的虚脱证，一为颜面潮红的亢奋证。前一种，古人称为阴营下夺的脱证；后一种，古人称为热厥上冒的闭证，即《沈氏女科辑要笺正》一书中所说的："下元陡虚，孤阳上越……一虚一实，一闭一脱，郁冒证。"病状不同，病因就有虚实之分，脱证治宜潜阳摄纳，闭证治宜疏通化瘀。产后发热不可忽视，但应辨其为感冒表热，或壮热神昏。其并发脑证者，多有现代医学中产褥热的倾向，就要特别注意他的危候。

至于产后痉病，原属《金匮要略》产后三大证之一。近人朱颜著《古代医学的成就》认为是破伤风。以我的临床所见，这种说法理由不充分，有待今后证实的必要。此病大有类似中风，外感热盛伤阴，而引起的痉挛现象。按《金匮要略》治法，有瓜蒌桂枝汤、葛根汤（此为刚痉、柔痉而设，产后痉，《金匮要略》未出方），后世有习惯用小续命汤，大补气血之说。若从《金匮要略》中"师曰：新产血虚多汗出，喜中风，故令病痉"的说法，也可能悟出治法来，如桂枝合生化汤加减。但产后痉多阴虚阳越证，宜从阴虚阳越论治为主。风盛，主加味活络饮；兼痰，主蠲饮六神汤；偏虚，则大补元煎、十全大补汤之类。

吹乳和乳痈虽系外科范围，若能早期用药，定能收到疗效。以我的经验，在乳痈红肿未溃时，用千槌膏外贴（俗称红膏药）；既溃后，用红毛坠金膏（广东药店有售），可收良效。

产妇乳汁缺乏，如痰脂壅盛者，宜化滞导痰；气血虚弱者，应辨其泌乳功能，是否有生理上的缺陷。否则，浪投催乳之剂，不仅无益，反以辛窜之品，耗气伤阴。因此，在运用催乳剂方面，应就乳妇机体做全面的观察和研究。（表6）

表6　产后病治疗简表

病名	病因	主证	特征	辨证	治疗	主方
胞衣不下	寒凝气滞血虚气虚	胞衣滞留不出，腹胀	吐逆气促，腹部胀痛	瘀血阻滞证：小腹胀痛，舌质紫暗；气血虚弱证：面色苍白，心悸气逆，脉虚细，舌质红	祛瘀化滞，生化气血	加味牛膝汤、保生无忧散；生化汤、十全大补汤
恶露不下不绝	气滞血瘀气虚血虚	恶露阻滞，既下不断	阴道液有特殊臭气	气滞血凝证：恶露不下，腹痛拒按，兼呕吐；气虚血虚，恶露不下证：面色苍白，腹不痛，脉虚细；气虚血虚，恶露不绝证：脉虚细，舌质红绛	活血行瘀，补血益气	花蕊石散、失笑散；生化汤、圣愈汤、补中益气汤、十全大补汤；归芎汤、加味四物汤、清化饮

病名	病因	主证	特征	辨证	治疗	主方
产后血晕	血瘀血虚	产后昏厥	颜面潮红或苍白	血虚郁冒证：面唇淡白，腹不痛，作呕，脉微细；血瘀郁冒证：面唇红赤，腹痛拒按，脉弦滑	摄纳虚阳，祛瘀化滞	补血汤、摄纳虚阳汤、黑神散、归芎汤、蠲饮六神汤
产后发热	外感发热，创伤感染、痉证等发热	恶寒发热，高热神昏，口噤抽风	高热并发脑部症状，阴道分泌物增多，痉挛，头汗出	表热证：恶寒发热，脉浮滑，苔白舌绛；高热神昏证：并发脑症状，有脓性恶露不绝，面红目赤，腹满，脉浮数，舌绛；痉证：口噤，背强直，肢体抽搐，脉浮弦盛者，手足不举	解表清热清宫清络补虚化痰	银翘散、牡丹散合生化汤加减，神犀丹、犀角地黄汤，加味清络饮，大补元煎、蠲饮六神汤
吹乳乳痈	胆胃热毒，气血壅滞	乳房肿胀，不能泌乳	乳房皮肤光泽，焮红疼痛	吹乳：由乳头炎肿波及乳房肿痛溃脓；乳痈：憎寒壮热，接近化脓时，则痛势反缓	清热解毒，补血益气	加味真人活命饮，加味神效瓜蒌散、益气养营汤

病名	病因	主证	特征	辨证	治疗	主方
乳汁缺乏	痰脂肝郁,气血虚损	泌乳不足	乳汁质薄量少	乳汁郁滞证:乳房全部或局部肿痛,乳汁几无;肝气郁结证:精神抑郁,易怒,胁胀,面色苍白;气血两虚证:心悸气短,乳汁不行,乳房不胀	通络逐瘀,条达肝气;补气益血	《卫生宝鉴》的涌泉散、《医宗金鉴》的涌泉散、通肝生乳汤、加味逍遥散;通乳散、十全大补汤

第四章 妇人杂病

第一节 妇人杂病概论

妇科疾病，古人统以经带、崩漏、胎产、癥瘕、乳阴等分类。妇科杂病的记载，最早见于《金匮要略》中"妇人杂病脉证并治"。虽叙述极简，但已昭示了妇人三十六病的开端（有人认为，妇人三十六病，即在《金匮要略》妇人病三篇之内）。其次为《诸病源候论》，自三十七卷至四十卷，凡一百四十一论，俱论妇人杂病，可以说是博大广泛。《外台秘要》虽未明载妇人杂病，但自三十三卷至三十四卷通论妇科病者，达八十五门之多，而妇科杂病完全包括其中，末了还附有避孕的方法，更是精深详要。

《妇人大全良方》中有众疾一门，近似杂病记载。考其内容，是叙述调经，他（陈自明）本着"经脉不调，众疾生焉"之义，据咎殷《产宝》、博济方等有关月经病的议论而加以发挥，尚不能概括妇科杂病。对妇科杂病的分目，比较细致的，还是《女科准绳》，它记载着常见的妇科杂病病候近 50 种，足资参考;《景岳全书》有杂病谟的专篇，大部分包括了妇科杂病。

其实妇科杂病，除特点部分外，是与内科杂病相一致的，自无强分的必要，但也有分得很具体的。如沈金鳌的《妇科玉尺》，它把痨瘵、积聚、癥瘕、浮肿、阴挺、乳癌、不妊等证，概以妇人杂病属之。在某些杂病上，虽妇人患之，男子亦患之者，则又分别立于杂病源流中，他是深入考虑的。大部分妇科书的分类中，多立有求嗣一门，实际上是不妊症的一种，似可不必专立一门。也有把"带下癥瘕"列于胎前疾病之内的，另有将"脏燥、干血痨"附于产后篇之下的。这样的分类并不妥当。本来中医内科就包括有杂病，如《景岳全书·杂病谟》所论的诸气、诸虫、诸毒，是男女通有的疾病，既不专限于男子，更不专限于女子，是合于分类原则的。再如《妇科玉尺》中，把阴疮阴挺，乳痈乳癌俱列杂病源流门，更可明确古人在妇科杂病与内科有相类者，并不严格区分。

现在，为了学习方便而做较系统的归纳。因此，本篇将不妊证、带下证、癥瘕、积聚、疝癣、热入血室、干血痨、脏燥、阴挺、乳癌等列于妇科杂病中。

总之，妇科通常所见的疾病，不出经带崩漏的范围。但从经带崩漏中转属而成的疾病，则范围就广泛了。如由于经血不调，日渐虚羸而成的干血痨；由崩漏之后而转成的肿胀；冲任之病而形成的癥瘕，病机错综复杂。往往妇科疾病起始或极单纯，理应掌握病机，防止发展。有很多难治的妇科杂病，多由经带崩漏和其他因素同时存在，逐步形成。

在杂病治疗上，古人记载的经验是非常丰富的。总的归纳起来，痨瘵可分为数种：有因先天不足，抗力薄弱，病之初期，乍寒乍热，食欲败退，或咯血吐血，发热盗汗，咳嗽心悸，表现在经行不调，甚则心肺俱虚，血脉虚弱，皮粗毛落。因此，先有病根，而后月事不调者，当以正本清源为主，不急于调经。也有先是经水不调，而后形成痨瘵，见症是五心烦热、寒热如疟、或潮热盗汗、咳嗽气紧。治法总以辨别病因，或通经疏肝抑郁，滋肾养阴，随证施治。如属室女经闭，或因思虑拂逆，渐至潮热骨蒸，此属干血痨之候，宜益阴血、制虚火；如癥瘕积聚者，原因非一，病情各异，应究其源，随证施治。带下证，《诸病源候论》有五色之候，确为事实所有。总由冲任不固，痰湿内瘀，气虚下陷，肝木被郁，思虑伤脾，肾气不足，下元虚损，精不摄纳，带浊白淫，不同的原因而形成不同的色候。妇女在行经期间，忽因伤寒或温热，而成暂时的经闭血阻，古人谓之热入血室。

脏燥始见于《金匮要略》，为各种不同类型的神志失常，患者以妇女为多。

乳癌，有人说是属于恶性瘤的一类，但尚未得到治疗的总结，应在历代名医验案中寻求古人的经验来发挥疗效。

阴挺，陈无择著《三因极一病证方论》说是产后阴脱，如脱肛状及阴下挺出，逼迫肿痛，属于胞宫下坠阴道之外，治宜补益固纳。

不妊，有生理的缺陷，也有病理上的变化。一般说来，"调经种子"是相提并论的。因此，种子必先调经，治女科病亦应兼及男病（因为男子有缺精子者）。

第二节　不妊症

一、概说

妇女不妊症，是指婚后两年，因生殖功能异常，不能怀孕之症。不妊的因素，应责男女双方。女子方面，有先天的原因，为子宫发育不全及卵巢和输卵管有生理性阻碍，或先天性无月经等；后天的原因较多，如输卵管发炎闭塞、子宫内膜炎、肿瘤、子宫位置不正、阴道内各种病变等。男子方面的原因为精子不健全，如无睾丸、隐性睾丸（睾丸在腹腔内不下垂）或两侧睾丸炎肿、无精子、阳痿等，或因病而损坏生殖器，造成不能授精。据有人统计，妇女不妊症的结果，有三分之一的原因，属于男子方面。但女子不妊，除极少数先天性的缺陷外，其他多可医治。一经治愈，即可受孕。

除不妊症外，值得注意的是受孕困难症。因为妇女在月经周期中只有一天，是卵子成熟后的排卵期。在排卵后 12~24 小时之内，是授精的最好机会，即在这一天性交，最容易受孕，早一天或迟一天都会失去可能受孕的机会。因此，掌握了这一规律，即解决受孕困难。有不少多年受孕困难的应用此法，都很快地怀了孕。

其计算方法，是从月经来的一天倒数上去第 14 天，就是排卵期，也就是最容易受孕的时间。例如，月经周期每月都是 30 天，那就是月经来后的第 16 天是排卵期；如果周期每月都是 28 天，那就是月经来后的第 14 天是排卵期。余可类推。如果月经不对月的，可应用体温表。妇女在每天早晨起床前，将自己的体温量好，记入表中，如果每天体温在 36.8℃，突然有一天上升到 37.2℃，上升的这一天，就是排卵期。如果未受孕，至经期前一二日即下降；已受孕，则不下降。这是测知排卵期的最好办法。

对于不妊症的原因，古人有各种认识：

《医宗金鉴》说："女子不孕之故，由伤其冲任也……若为三因之伤，其冲任之脉则有月经不调、赤白带下、经漏、经崩等病生焉。"又说："或因胞寒，胞热，不能摄经成孕；或因体盛痰多，脂膜壅塞，胞阻不孕。自当细审其因，按证调治，自能有子也。"

历代有关不妊的文献，记载至为详博。

《先醒斋医学广笔记》说："是风乘袭子宫。"《丹溪心法》说："是冲任伏热。"《儒门事亲》说："胞中实痰。"《丹溪心法》于肥盛妇人，又认为是"脂膜塞胞"。

《医宗金鉴》的论述，主要根据《丹溪心法》和《先醒斋医学广笔记》的说法。综合古人的意见，有如下的归纳：有因"血虚肝旺，肾气不固"；有因"气血大虚，肝脾不和，腹胀经乱，血海干枯"；有因"肝肾两亏，下元虚惫"等论点。

明代万密斋著《妇人秘科》有五种不男之说（螺、纹、鼓、角、脉，见总论），此属生理上的缺陷。古人论不妊的最大缺点，是把生育之机纯由女子担任，此为时代所限。以现代医学观点来说，凡不妊，不仅仅关系女子，在男子方面如房事过度、梦遗滑精、肺痨梅毒、精子缺乏等俱为不妊的原因。

至于女子方面，不妊的主要原因，如冲任虚损不通、胞宫萎缩或斜曲，特别是阴道闭锁、带浊等。所以，青年夫妇结婚两年以上而不孕者，此属不妊症的表现。

《医学纲目》说："求子之法，莫先于调经。每见妇人之无子者，其经行必或前或后，或多或少，或将行腹痛，或行后腹痛；其经或紫或黑或淡或凝而不调，则气血乖争，不能成孕矣。"此论述，是专指妇女因经行不调，影响成孕的。所以，古人是把调经种子，并为一谈。从实践所得的结论，种子必先调经，这是专指冲任虚损而言。其他不妊的原因，不在种子必先调经的范围之内。

治疗不妊症，有先天性和后天性的区别。先天性的疾病，可以用手术治疗；后天性的疾病，必须依据主症兼症和寒实瘀滞、表里痰湿以辨证施治。

有因气血亏损，身体虚弱，久不受孕者，宜加味交感丸；有因阳虚血寒，子宫虚冷者，宜艾附暖宫丸主之；有因身体肥盛，痰脂塞胞，久不受孕者，宜启宫丸主之；有因身体羸瘦，阴虚气弱者，宜育麟珠主之。尚有因月经不调，难以受孕者，当辨其寒热虚实，随证施治。男子有因肾虚精薄者，宜保真丸主之。

二、分型论治

（一）肾气不足型

主症：血虚肝旺，肾气亏损，久不受孕，腰酸膝软，精神抑郁。脉弱，苔薄，质嫩。

治则：强肾养肝。

方剂：加味交感丸（《女科要旨》）。

香附 90g　菟丝子 90g　当归 15g　茯神 15g

共研细末，炼蜜为丸，每服 6g，一日三次。

用药心得：香附长于疏肝解郁，调经止痛。久不孕多郁，故用于开郁。菟丝子性润而多液，不温不燥，补而不腻，功能滋补肝肾，为平补阴阳的药物，肾阴肾阳两虚均可应用，为方中主药。加上补血调经的当归，长于安神的茯神，四药共起补肾养血安神的作用。对肾气不足，性欲减退之不孕症，当加肉苁蓉、桑寄生，以增补肾的功效。

（二）子宫虚寒型

主症：子宫虚寒不孕，经水不调，行经腹痛，胸膈胀闷，倦不思食，气短自汗，腰酸带下。脉迟缓，苔薄质淡。

治则：暖宫润经。

方剂：艾附暖宫丸（《沈氏尊生书》）。

艾叶 90g　香附 180g　当归 90g　续断 45g　吴萸 60g　川芎 60g　白术 60g　黄芪 60g　生地 30g　官桂 15g

共研细末，醋煮米糊和丸，如梧子大。每服 6 ～ 9g，一日 2~3 次。

用药心得：本方吴萸、艾叶暖胞宫；肉桂温营血，助气化，散寒凝而补肾阳；佐以扶正的黄芪益气，白术健脾，当归、生地、川芎补血活血；香附以调经，续断补肝肾。诸药相合，为暖胞宫、活血润经之方剂，对宫寒不孕有效。

（三）肝肾阴虚型

主症：眩晕，头痛，耳鸣，手足心热，肢麻，面萎黄。有时潮红，胸胁刺痛，月经紊乱或停经，经期腹痛，两侧尤甚，带黄腥臭。形体消瘦，失眠，咽干，口苦，大便结。婚后多年不孕。脉弦细或弦数，苔薄，舌质红。

治则：滋养肝肾，益血调冲，清湿。

方剂：仿一贯煎合血府逐瘀汤加减（王渭川验方）

沙参 9g　生地 12g　归身 9g　枸杞 9g　女贞子 24g　旱莲草 24g　桃仁 9g　土红花 9g　薤白 12g　夏枯草花 15g　蒲公英 24g　琥珀 6g　车前子 12g

用药心得：一贯煎养肝肾之阴，血府逐瘀汤通经调冲。活血调经者，加益母草 24g，红泽兰 12g ；清湿消炎，加红藤 24g ；胸胁痛者，加柴胡 9g ；四肢麻，肌肉掣动者，加蜈蚣 2 条，乌梢蛇 9g。

（四）气血俱虚型

主症：月经不调，期长不净，白带多或带浊，腰酸腹痛，面色萎黄，体困乏力，畏寒肢冷，食少眠差。或月经时断时续，小便频数不禁。脉弱，苔薄质嫩。

治则：补气血，滋肝肾，调经。

方剂：育麟珠（《景岳全书》）。

党参 60g　白术 60g　茯苓 60g　鹿角霜 60g　川椒 60g　杜仲

60g　川芎 30g　甘草 30g　当归 120g　熟地 120g　菟丝 120g

共研细末，炼蜜为丸，如梧桐子大。每服 6 ～ 9g，一日 2~3 次。

用药心得：本方以党参、茯苓、白术、甘草补气健脾；当归、白芍、熟地、川芎补血调肝；杜仲、菟丝、鹿角霜温补肝肾而养冲任。适宜于身体瘦弱，气虚血少，肾气不足的不孕症。

治疗本症，我常用自制方参芪菟鹿饮。

党参 30g　生黄芪 30g　桑寄生 15g　菟丝子 15g　鹿角胶 15g　白术 10g　上桂 2g　杭巴戟 12g　益母草 10g　桑螵蛸 15g　鸡内金 10g　生龟板 10g　地鳖虫 10g　炒蒲黄 10g　仙鹤草 20g　阿胶珠 10g　槟榔 10g　广木香 6g

（五）痰浊阻宫型

主症：妇人体肥力弱，湿重气滞，子宫脂满，不能受孕。脉濡或弦细，苔白滑而腻，舌质淡。

治则：化痰浊，启胞宫。

方剂：启宫丸（《经验方》）。

半夏 120g　苍术 120g　香附 120g　神曲 60g　茯苓 60g　陈皮 60g　川芎 90g

共研细末，蒸饼为丸，如梧桐子大。每服 6 ～ 9g，一日 2~3 次。

用药心得：方中半夏辛温，具燥湿祛痰之功；苍术苦温辛烈，有运脾燥湿之效。两药祛痰化浊，为方中主药。陈皮芳香醒脾，疏利气机；香附疏肝调气；佐以川芎活血行气；茯苓补脾渗湿；神曲导滞。全方共具有运脾行气，祛痰化浊之功。对痰浊阻宫者，加菖蒲、远志、槟榔。

附：男子不孕症

（1）肾阳虚型

主症： 男子精薄，死精虫或无精虫，不易受孕。脉弱，苔薄质淡。

治则： 健脾补肾，益气固精。

方剂： 保真丸（《竹林女科》）。

鹿角胶 72g　茯苓 27g　杜仲 27g　山药 27g　山萸肉 27g　五味子 9g　益智仁 9g　熟地 27g　远志 9g　川楝子 9g　巴戟 9g　沉香 5g　补骨脂 27g　胡芦巴 27g　鱼鳔胶 44g　苁蓉 36g

共研细末，炼蜜为丸，如梧桐子大。每服 6～9g，一日 2~3 次。

用药心得： 本方用鹿角胶、鱼鳔胶和熟地来养血，尤以二胶为血肉有情之品，为生精血之上药。以山药、茯苓补脾渗湿；杜仲、巴戟、苁蓉、补骨脂、胡芦巴温补肾阳；而山萸肉、益智仁、五味子有固精的功效。远志能豁痰开窍、宁心安神，配沉香降气调中、温肾助阳，以防补药的壅滞。再加上理气止痛的川楝子，为健脾补肾、益气固精的良方。对男子精少、死精虫、阳痿等有一定疗效。淫羊藿、菟丝子为补肾壮阳之品，亦可选用。

（2）肾阴虚型

主症： 男子滑精，精薄之证。脉缓或弱，苔薄质干。

治则： 补肾固精。

方剂： 聚精丸（《证治准绳》）。

黄鱼鳔胶 500g　沙苑蒺藜 240g

共研细末，炼蜜为丸，如梧桐子大。每服 6～9g，一日 2~3 次。

用药心得：方中黄鱼鳔胶性味甘平，无毒，入肾经，有补肾益精、滋养筋脉的作用。沙苑蒺藜性温而柔润，能滋补肝肾，并有固肾涩精的功效。两药相配，能补肾固精，治肾虚封藏不固、梦遗滑泄之证。

三、验案举例

（一）不妊症案

曾某，女，36 岁。某大学教师。

第一诊：1977 年 4 月 29 日。

症状：结婚十余年未孕。经某医院诊断输卵管不通，一侧输卵管积水、附件炎、宫颈炎。形体肥胖，精力疲乏。脉濡弱，苔润滑。

诊断：不孕症。

辨证：痰脂阻塞兼湿热蕴结下焦，导致输阻。

治则：消脂清湿通络。

自制方：

党参 30g　生黄芪 30g　桑寄生 15g　菟丝子 15g　熟附片 10g　肉苁蓉 12g　鸡内金 10g　杜仲 10g　地鳖虫 10g　炒蒲黄 10g　法夏 10g　红藤 24g　蒲公英 24g　炒川楝 10g

嘱一周 6 剂，连服两周。

第二诊：1977 年 8 月 10 日。

症状：服上方三月，仍未受孕。但其精神转好，体重减轻，炎症消失。

自制方：

党参 30g　生黄芪 30g　淫羊藿 15g　鹿角胶 15g　胎盘粉 12g　桑寄生 15g　菟丝子 15g　鸡内金 10g　杜仲 10g　地鳖虫 10g　炒蒲黄 10g　法夏 10g　红藤 24g　蒲公英 24g　炒川楝 10g

一周 6 剂，连服两周。

同时兼服化癥回生丹。

疗效：继服两月，终于受孕。

按：凡肾阳不足，则脾湿转盛，易生痰脂，使肾功失职，影响冲任虚损，更兼湿热，蕴结下焦，阻抑生殖机能，不易受孕，形成夹湿阻络之候。治宜温其脾肾，合以清湿化瘀，结合通络之品而达育麟之效。

（二）不妊症案

段某，女，42 岁，某设计院。

第一诊：1969 年 10 月 15 日。

症状：月经量少，带黄臭，结婚 17 年未孕。经某医院诊断，为子宫内膜炎、输卵管阻塞。屡通而未通，胸痛失眠。脉弦细而数，舌红少津。

辨证：肝肾阴虚夹湿。

治则：滋养肝肾，调冲通络，佐以清湿。

自制方：

党参 30g　生黄芪 30g　鹿角胶 15g　生地 15g　枸杞 15g　桃仁 6g　土红花 9g　炒蒲黄 10g　水蛭 3g　地鳖虫 10g　蒲公英 24g　炒川楝 10g　桑寄生 15g　菟丝子 15g　桔梗 10g

一周 6 剂，连服两周。

第二诊：1970 年 2 月 20 日。

症状：连服上方四个月，仍未受孕，但月经量已转多，经期腹痛感减轻，带白色。但自觉腹左侧寸许有索状感，再经某医院检查，说是有可疑卵巢囊肿或积水。

自制方：

党参 30g　生黄芪 30g　桑寄生 15g　菟丝子 15g　桔梗 15g　炒

蒲黄 15g　水蛭 6g　地鳖虫 15g　蒲公英 24g　炒川楝 10g　鹿角胶 15g　山甲珠 10g

一周 6 剂，连服 4 周。

同时兼服化癥回生丹。

疗效： 继服两月受孕，产子 3750g。（惠赠照片）

按： 治肾阴虚必须滋肝。本案由于肝肾阴虚，耗伤津液，冲任脉失养，带下黄稠，属于湿热蕴结下焦，形成瘀阻。凡聚积散，夹湿成症（囊肿）之候，宜滋其肝肾，仍以清湿化瘀通络之品，是标本兼顾。在滋养中有攻，于攻中更兼柔肝养肾，使阴阳秘，冲任恢复而孕。

（三）不孕症案

赵某，女，30 岁，某汽车修理厂工人。

第一诊： 1974 年 4 月 5 日。

症状： 婚后四年未生育。婚前月经后期，周期延长 2 月。婚后第一年内行经三次，第二年仅行经一次，后停经两年。在某医院取子宫内膜检查，为卵巢功能紊乱。

患者形体肥胖，现浮肿，腰腿酸软，畏寒肢冷，眩晕恶心，大便溏薄，小便清长，白带夹血。近年来，体重由 96 斤增至 150 斤。经多方医治无效，已病休两年。脉沉而濡滑，舌质淡，苔白腻。

诊断： 原发不孕。

辨证： 脾肾阳虚。

治则： 健脾温肾，佐以调冲止血。

自制方：

潞党参 30g　白术 15g　桑寄生 20g　菟丝子 20g　杭巴戟 10g　怀山药 20g　仙灵脾 20g　仙茅 15g　杜仲 12g　枸杞 15g　当归 10g　黄

芪 30g　仙鹤草 30g　地榆炭 10g

第二诊：5 月 16 日。

症状：上方服一月后，白带无血，肿消，腰酸腿软现象消失，但月经未至。拟上方加减。

自制方：

潞党参 30g　苍术 10g　法夏 10g　桑寄生 20g　菟丝子 20g　杭巴戟 10g　怀山药 20g　仙灵脾 20g　仙茅 15g　杜仲 12g　枸杞 15g　当归 10g　黄芪 30g　糯米草根 30g　白术 15g

嘱一周 6 剂，连服 4 周。

第三诊：6 月 27 日。

症状：服上方 20 余剂，体重减轻，月经来潮，但量少，其余症状均见好转。

自制方：

潞党参 30g　白术 15g　桑寄生 15g　菟丝子 15g　黑故脂 15g　河车粉 3g　杭巴戟 10g　怀山药 20g　仙茅 15g　杜仲 12g　枸杞 15g　当归 10g　黄芪 30g　糯米草 30g

嘱一周 6 剂，连服 4 周。

疗效：月经按期而至，色量均正常。体重由 150 斤逐渐减至 126 斤。不久受孕，足月顺产一女婴。

按：本例因禀赋素弱，肾气不足，命门火衰，不能下暖膀胱，上温脾阳，故小便清长、大便溏薄。脾阳不振，健运失职，湿邪泛溢，则肌肤浮肿。脾虚则生化之源不足，血海不满，故经闭不行。脾不化湿，湿聚为痰，痰湿内阻，升降失宜，清阳不升，则头昏恶心。加黑故脂、河车粉益肾养精，苍术、法夏燥湿化淡，糯米草根健脾消肿。全方共奏温肾益精，健脾除湿，调和气血之功。

（四）不孕症案

张某，女，32岁，成都某中学教师。

第一诊：1973年9月14日。

症状：流产后两年未孕。月经愆期、量少，腰膝酸痛，心烦，手足心热。脉细数，舌质红。

诊断：继发不孕。

辨证：肝肾阴虚。

治则：滋养肝肾。

自制方：一贯煎合调肝汤加减（王渭川验方）。

北沙参25g　生地15g　当归10g　白芍12g　制首乌20g　枸杞15g　山药20g　枣皮15g　熟地10g　炒川楝10g　女贞子15g

一周6剂，连服4周。

第二诊：10月16日。

症状：服上方20余剂后，心烦、手足心热消失，腰膝酸痛减轻，但月经尚未正常。

自制方：

沙参25g　生地15g　白芍12g　制首乌20g　山甲珠10g　熟地10g　炒川楝10g　枣皮15g　山药20g　枸杞15g

一周6剂，连服4周。

疗效：月经正常，不久受孕，足月顺产一男婴。

按：本例肝肾亏损，精血亏少，冲任不足，血海空虚，蓄溢失常，故月经愆期、经来量少。膝为肝之府，肝肾阴虚，经脉失养，故腰膝酸痛。手足心热、舌质红、脉弦细，均为肝肾阴虚之象。故以沙参、山药、女贞子滋阴益肾；当归、白芍、首乌养血柔肝；枣皮、枸杞、熟地，滋肝补肾而调冲任；川楝子、山甲珠合用，调达输卵管气机，使之通畅，而对肝肾阴虚不孕有效。

（五）缺精子病案

王某，男，40 岁，甘肃康县某单位干部。

第一诊：1962 年 5 月 10 日。

症状：身体健康，结婚十年。查无精子。其爱人未孕。远道求医，脉色正常。

治则：培养精子。

自制方：

鹿角胶 30g　鹿筋 60g　驴肾 60g　党参 60g　桑寄生 30g　菟丝子 30g　锁阳 60g　阳起石 60g　巴戟 30g　韭菜子 24g　黄狗鞭 60g　胎盘 30g　覆盆子 60g　淫羊藿 60g　杜仲 30g　补骨脂 30g　广木香 24g

共研细末，炼蜜为丸。每早、中、晚各服 9g，开水送服。

疗效：连服三月，检查精子，恢复正常。由此，其爱人朱某怀孕得子。次年惠赠照片，并题词："使我苦闷的家庭变为天伦之乐了。"

按：本方是从缪松心之赞化丹治丈夫无子脱胎而出。此方有通有塞，合五子衍宗、千金种子等方而成（查缪松心乃是清代初期名医，无著作）。

第三节　避　孕

一、概说

根据时代的需要，夫妇的愿望和条件，采用科学的节育方法，有计划地安排生育子女的时间，决不是无关大局的个人小事。

计划生育工作，西医已先进了一步。采用了避孕套、节育环、口服避孕药、结扎输卵管、结扎输精管等，多种行之有效的节育方法。中医虽然也有些验方和秘方，但未很好地试行和推广。

计划生育，避孕工作乃是中医薄弱的一环，有待今后加强研究，不断实践，促使中医在避孕方法上能总结出简单易行的效方，为人民作出贡献。

作者认识到这项工作的重要性，由于临床验案不多，仅推荐别人的效方，供读者参考，作为方向，以资共勉。

上海市嘉定县郑氏妇科，迄今三十六世，代有名医，祖传遗有避孕丸内服方。其简单方便，无副作用，服之有效，稳当无害，药价低廉，取材便利。

二、避孕丸处方

苦丁茶 22.5g　川黄柏 15g

共研细末，水泡为丸，如绿豆大。

服法与效用：月经净后，一日 3 次，每次 6g。早、中、晚饭后，用蒲包草根 30g 煎汤，分三次送下。连服 7 天，不可间断，次月续服，连服三月，可以不受孕。

注意：月经不正常，或暂时停止者，不宜服此药。脾虚多泻，胃弱少食者禁用。

禁忌：服药时期，忌食椒、姜、葱、蒜等辛热刺激物，并戒房事十日。

按：据郑友仁老医师经验谈：

（1）苦丁茶、黄柏二味药品颇难磨粉，药店中人每用火烘、水浸、炒、炙等法，殊属非是。查苦丁茶多梗枝，必须置烈日下晒干后，辗细末。忌用火烘，一经火烘，即失效用。黄柏忌用水浸、炒、炙，须取生原料，削去外层粗皮，切细条晒燥后，辗磨成粉。

（2）服药必须在月经净后。如果经水未净，易使瘀阻为患，引起腹部疼痛。

（3）蒲根须取下面的根实，状如生姜连须的，上面像竹管的无用。如用蒲根煎汤送丸，可以较长期避孕。如不用蒲根而单独服丸药，其有效期较短。

（4）一定要连服三个月丸药，不能间断。

第四节　带　下

一、概说

妇女带下，是阴道和子宫内黏膜的分泌物。健康的妇女，阴道亦有分泌物，但量不多，所谓津津常润。在月经前后或分娩后稍多，旋即恢复正常，此皆属于生理性的，不为病。如果感染了细菌或滴虫之类，则阴道、子宫颈、子宫内膜等发炎。有了这些炎症，分泌物就流得更多。其色白的，称为白带；夹脓液黄色的，称为黄带；混有血液，赤色的，称为赤带；当有杂色的，如发特异臭气的，有子宫癌的可能。

《诸病源候论》说："带下病者，由劳伤气血，损伤冲脉任脉，致令血与秽液兼带而下也。""伤损经血，或冷或热，而五脏俱虚损者，故其色随污液而下，为带五色俱下。"

五脏配五带之说，首见《诸病源候论》和《妇人大全良方》其说。大意指带下赤色，是肝脾郁火，伤乎少阴心经之脉；带下白色为湿热，肝郁脾虚，伤手太阴肺经之脉；带下黄色，属湿热夹杂，伤足太阴脾经之脉；带下青色，为肝热，伤足厥阴肝经之脉；带下黑色，为火盛，伤足少阴肾经之脉。古人以风邪客于胞络，而有五伤五色之说。《妇人大全良方》据《诸病源候论》，以五色来分配带下症的五种，就是红属心、黄属脾、青属肝、白属肺、黑属肾的分类。这是值得今后研究的。

以气血分类，始自《丹溪心法》"带下赤属血，白属气"。此说虽从论证上由繁入简，但是带下五候并非绝对没有。《傅青主女科》论带下，一面以五色分，一面又认为是因湿而起及带脉不能约束的缘故。《傅青主女科》不论其作者的真伪，但大部分的理论和效方以是值得取法的。

清代诸医家中，论带足供参考者，更有以下数家著作。如严鸿志的《女科医案选粹》论带说："若外感六淫，内伤七情，酝酿成病，致带脉纵弛，不能约束诸脉。于是阴中有物，绵绵不断，淋沥下降，即所谓带下也。"沈尧封著《沈氏女科辑要》论带说："带下有主风冷入于胞络者，巢元方、孙思邈、严用和、楼全善诸人是也；有主湿热者，刘河间、张子和诸人是也；有主脾虚气虚者，赵养葵、薛立斋诸人是也；有主湿痰者，丹溪之说是也；有主脾肾俱虚者，则景岳、立斋之说是也。"看尧封之说，可以窥见诸氏论带的旨趣。更有张山雷解释尧封之说，著《沈氏女科辑要笺正》。他说："古人论病，多属虚寒，故巢氏病源，孙氏千金，皆以辛热治带下。此为今时所绝无仅有之候，可存而不论。若属湿热者，则今病最多，而亦易治。其所下者，必秽浊腥臭，甚者且皮肤发痒，淫溢欲腐。若夫脾虚气虚之证，固亦有之，则东垣所谓清阳下陷。果属气陷，参芪补中而少少升清，亦尚易治。但立斋、养葵所言，竟万病皆然，断不足据。丹溪以湿痰立论，实属湿热为病，不足为异。景岳以脾肾两虚为言，言肾较为切近，视专论脾胃，清气不升者，尤为明白。古人许多治法，唯戴人（即张子和）主大攻，断不可训。此外，则

巴蜀名医遗珍系列丛书

大温、大寒、大补各有对证之病。因证立方，俱有至理，不可偏废。丹溪专以痰火主治，因是证属于湿热者多。若腥秽不黏之带（含脓性分泌物）下，则是溺窍为病。在湿盛热盛之人，当以实火论，未必气虚下陷，但当淡渗以通利水道。"

带下证，有广狭二义。广义即《诸病源候论》《备急千金要方》所发《金匮》的三十六病。狭义即《六科证治准绳》所说的妇女带下病。古人有五种色候之辨，现在常见者，为白带、赤带及赤白相兼之带。其带下的形成，是由于妇女阴道内渗出的分泌物，尤其在月经前后特别多。白带有黏性，无腥臭气，色似蛋清，即《潜斋医学丛书》所说的津津常润之物。本属无多，亦不腥臭，世俗有十女九带之谚，正是指此。白浊少黏性，似脓样，色兼黄，即经常所见的黄带。有特别腥臭气味，就是一般所称的湿浊，为热毒内扰，即《女科医案选粹》所说的脾气不运，浊渗膀胱。更有因女阴内黏膜腐蚀，出血混入白浊，变为赤色，即一般所称的赤带。有出血不多者，其色有白有赤，通常赤白相兼，称为赤白带。

临诊之际，审为带，就不必用药；审为浊，自有它的特征可辨。如少腹痛，少腹与阴内感有牵引烧灼痛，及下元自觉有不愉快之感，皆为白带所决无者，可资辨证。总之，白浊凡五色之一，显稠夹杂腥臭者，皆属之。因此，治浊大法可不究他的五色之分，而应掌握虚寒、虚热、实热三类，就可包括一切滞浊诸证，果辨明及此，治法已无余蕴。

古人有"白淫"之说，即《女科医案选粹》所说的："白淫之候，大都因下元虚损，精不摄纳，随小便淋沥而出，清冷稠黏，与白带相似而不同。"也就是《沈氏女科辑要》所说的："少腹郁热，溲出白液，思想无穷，所愿不得，意淫于外，入房太甚，发为白淫者。"此即思想意识，虚阳妄动所形成的分泌物。肝阳之火外越，则冲任不守，总不出实火、相火、阴虚三者所致。审为雷龙之火不藏，则集灵膏、一贯煎皆可利用其滋养真阴，摄纳浮阳为上乘。此外，如保元煎、六味地黄、局方玄兔丹，皆可交叉选用。此亦填阴固摄之意。

依据以上论述，风寒湿热、虚损劳伤、精神抑郁，古人都认为是白带的原因。总的说来，人体抵抗力薄弱，在周围环境中，不外是由于刺激和感染，在病候的分别上有五，在病类分别上有三，主要的病因亦不出五种范围。再结合病因症状，归纳为寒热、虚实、痰湿，相互错综，辨别因素，决定治疗，便能收到一定的疗效。

有因湿热壅滞者，宜龙胆泻肝汤、清心莲子饮加减；有因湿痰下注者，宜平胃散、加味六君子汤、二妙散；有因水湿停聚者，宜萆薢分清饮；有因气虚者，宜黄芪建中汤；有因气虚不举者，宜补中益气汤、完带汤；有因滑脱者，宜固精丸；有因气血不调者，宜清带汤；有因肝气抑者，宜加味逍遥散主之。

二、分型论治

（一）肝经湿热型

主症：胁痛口苦，耳聋耳肿，筋痿阴湿，热痒阴肿，便血或小便赤涩，腹中作痛。脉弦滑或滑数，苔白黄，舌红。

治则：清肝利湿。

方剂：龙胆泻肝汤（《东垣十书》）。

龙胆草 3g　柴胡 3g　泽泻 3g　车前子 2g　木通 2g　生地 2g　当归 2g　栀子 2g　黄芩 2g　甘草 2g

用药心得：本方主治肝经湿热。方中龙胆草泻足厥阴肝经之热，又

巴蜀名医遗珍系列丛书

可除下焦湿热，是主药；黄芩、栀子助主药泻肝胆之火；泽泻、木通、车前助主药清热利湿。火盛恐伤津液，故配生地、当归滋养阴血。甘草和中解毒，又防胆草、黄芩苦寒伤胃。因肝喜条达，则佐柴胡疏达肝气。本方是苦寒直折，泻肝火而清利下焦湿热之剂。用治湿热带下，还可加银花、连翘、蒲公英、黄柏、苍术、椿根皮之类。或用自制方银甲合剂或银甲丸。

附：王氏银甲合剂

银花 9g　连翘 9g　红藤 24g　蒲公英 24g　大青叶 9g　紫花地丁 12g　生鳖甲 24g　椿根皮 9g　艾叶 9g　砂仁 6g　仙鹤草 60g　生蒲黄 9g　炒升麻 24g

王氏银甲丸

银花 15g　连翘 15g　升麻 15g　红藤 24g　蒲公英 24g　生鳖甲 24g　紫花地丁 30g　生蒲黄 12g　椿根皮 12g　大青叶 12g　西茵陈 12g　桔梗 12g　琥珀末 12g

共研细末，炼蜜成 63 丸。此为一周用量，也可以改成煎剂。

（二）湿浊内聚型

主症： 黄白带下，积饮痞膈，不思饮食，心腹胀痛，口苦短气，反胃恶心，嗳气吞酸，面黄体瘦，体痛嗜卧，壮热自利。脉弦滑或濡，苔白腻而厚。

治则： 健脾燥湿化浊。

方剂： 平胃散（《太平惠民和剂局方》）。

厚朴 150g　陈皮 30g　甘草 30g　苍术 240g

共研细末，每服 6～9g，加生姜 2 片，大枣 2 枚，水煎服。

用药心得： 本方苍术苦温辛烈，具运脾燥湿之功，为本方主药。厚朴苦温除湿宽胀，陈皮辛温利气化痰，两药芳香化湿、醒脾清浊，为辅助药。甘草、生姜、大枣能益脾和中。所以有运脾除湿，振奋已困的脾阳，温化中焦湿浊的作用。本方用于白浊带下时，常与萆薢分清饮（《医学心悟》）合用。

附：萆薢分清饮

萆薢 24g　黄柏 9g　石菖蒲 3g　茯苓 9g　莲子心 9g　丹参 9g　车前子 12g

（三）中气下陷型

主症： 白带频下，短气神疲，食少纳呆。脉缓或弱，苔薄质淡。

治则： 益气健中举陷。

方剂： 黄芪建中汤（《金匮要略》）。

黄芪 2g　白芍 2g　桂枝 9g　炙甘草 6g　生姜 12g　大枣 4 枚饴糖 10g

用药心得： 方中用桂枝、生姜、甘草、大枣温中通阳，补脾胃之虚；芍药敛阴和营；饴糖甘温，以温补脾胃；黄芪补气升陷。中气下陷的白带症者，常与补中益气汤合用；脾虚湿盛者，则用完带汤（《傅青主女科》）。

附：完带汤

白术 9g　山药 9g　人参 9g （党参 20g　代）白芍 9g　车前子 9g　苍术 3g　陈皮 3g　甘草 3g　黑芥穗 2g　柴胡 2g

（四）带脉不固型

主症： 白带绵绵不绝，小便白浊，或如米泔，或若凝脂，腰重少力，或脐腹隐痛。脉虚弱，苔薄质淡。

治则： 涩精固带。

方剂：固精丸（《证治准绳》）。

肉苁蓉　阳起石　鹿茸　赤石脂　巴戟天　菟丝子　韭子　白茯苓　鹿角霜　龙骨　制附子各等分（鹿茸用量照前等分减为三分之一量）

共研细末，酒糊为丸，如梧桐子大。每服 6 ～ 9g，一日 3 次。

用药心得：方中用鹿茸、附子、肉苁蓉、阳起石、巴戟天、韭子、菟丝子等大力温肾，以固带；赤石脂、鹿角霜、龙骨收敛以涩精。因肾阳得补，带脉得束，精关得固，则带下可愈。我用此方时，常加续断、桑寄生、杜仲，以增束固带脉之力。

（五）下元虚损型

主症：元阳虚损，精气不固，小便白浊，梦寝频泄。妇人血海久冷，白带至漏，下部常湿，或小便如米泔。脉虚弱，苔薄质淡。

治则：补精塞流。

方剂：威喜丸（《太平惠民和剂局方》）。

黄蜡 120g　茯苓 120g

茯苓研末，溶黄蜡和丸。每服 6 ～ 12g，一日 2~3 次。

用药心得：方中用茯苓能补脾宁心，行水渗湿；黄蜡收涩补髓，使精不下流，一行一收，清浊自分，诸证即愈。然而本方治标有余，治本不足，必须在症状消失后，继续用补肾剂填虚益损做根本治疗，才能免除复发。

（六）气血两虚型

主症：赤白带下，少腹阴道牵掣作痛，神倦纳少。脉缓，苔薄。

治则：健脾涩带，调补气血。

方剂：清带汤（《医学衷中参西录》）。

生山药 21g　生龙骨 12g　生牡蛎 12g　海螵蛸 9g　茜草 6g

单赤带者，加黄芪 10g，仙鹤草 10g；单白带者，加鹿角霜 6g，白术 6g。

用药心得：方中生山药性平不燥，作用和缓，为一味平补脾胃的药品。由于脾统血，运脾即能补血，常与白术配用治妇人白带。辅生龙骨、生牡蛎、海螵蛸，均具收敛固涩的作用；茜草能凉血止血，行血祛瘀，赤带可止。加上收敛固精的鹿角霜、健脾燥湿的白术，增强了益脾固精止带的作用。所以，本方主要用于脾虚损所致的赤白带下。若见赤白带兼月经不调、痛经等症，又宜中将汤（日本著名成药）。

附：中将汤

延胡索 6g　当归 18g　官桂 6g　木香 6g　甘草 6g　苦参 9g　怀牛膝 9g　郁金 6g　沙参 12g　续断 9g　山楂 9g　肉豆蔻霜 9g

共为粗末，每用 9g，纱布包好，开水浸泡温服，一日 2 次。

三、验案举例

徐某，女，32 岁，成都某中学。

第一诊：1973 年 9 月 5 日。

症状：体素虚弱，妊娠九月，行将分娩。忽发腰酸痛，带下如注，量多如崩，气虚欲脱，腹胀痛，食欲不振。脉沉迟，舌质正常，苔薄白。

辨证：脾肾两虚，冲任不固。

治法：补气固冲，健脾益肾。

自制方：

潞党参 30g　生黄芪 60g　桑寄生 15g　菟丝子 15g　鹿角胶

15g　茯苓9g　厚朴9g　杜仲9g　豆蔻仁12g　扁豆12g　枸杞12g　桂圆肉30g　何首乌24g

第二诊：9月24日。

服上方15剂后，精神恢复，饮食增进，带下极微，嘱停药。后届期平安分娩。

按：带下证有广义和狭义之分。广义带下，即《诸病源候论》和《备急千金要方》所述《金匮》三十六病；狭义带下，即《证治准绳》所指妇女五类带下症。临床所见，主要有三种：一为阴道中少量白色、无色、无味之分泌物，属于生理性白带；一为阴道中色黄、腥臭之分泌物，属于炎症性白带；一为崩注大量之白带。本证即属此类。由于肾气虚损，脾失健运，因而冲任失固，带脉失其联系，遂出现如崩似注的险状。来势虽猛，只要沉着辨证，特别是孕期九月，既须确诊，而后大胆用药，足以挽颓势于俄倾之间。本证人参、黄芪用至60g，连服15剂之多。若非病家与医者密切配合，岂可收其较为满意的效果。

附：朱丹溪治带下案

一老妇因好食湿面，得带下病，时恶寒淋沥，医以莲须等药，发热、所下愈甚。又与砂仁、豆蔻药，以其食少也。腹胀满、气喘、又与葶苈不应，又与禹余粮丸增剧，又崇土散。脉两手洪涩，轻则弦长而滑实，至是喘甚不得卧，此是湿面酿成。湿在太阳、阳明二经，水谷之气不得上升，遂成带下淋沥。理与升举之剂，以补气和血次之，而工反与燥湿，辗转成病。遂与人参生肺之阴，以拒火毒；白术以补胃气，除湿行水道；桃仁去瘀生新，郁李行积水，以通草佐之，犀角解毒，消肿满。槟榔治最高之气，作浓汤下保和丸。又以素禀养有肉积，加阿魏小丸同咽之。五日后气消，消肿渐下，又加补肾丸，以生肾水之真阴，渐有向安之势，得睡，食有味，乃加与点丸驱逐肺家积热而愈。

江筐南说：湿热之脉，沉散濡者居多。今脉洪涩，洪为胃虚，涩为血虚，轻取弦长而滑实，有疾可知，喘不得眠。泻肺不应皆由胃病，用升阳补胃配行瘀行积之品甚佳，可法。（《女科医案选粹》）

渭川评析：本症并非因食面而致带下。实气虚水肿联系到脾肺肾三经，而肺脾尤著。丹溪主升阳益胃，补肺行水而效可征，方中犀角、阿魏并不确切。

第五节　癥　瘕

一、概说

癥瘕，古人说："症者，坚也，坚则难破；瘕者，假也，假物成形。"

《诸病源候论》叙述最详，有积聚、瘕病、疝瘕、癥（症）瘕及八瘕之候，为癥瘕积聚痞（巢氏无疟的记载）癖最早的记载。说明癥瘕范围很广，包括积聚、疝癖等包块类疾病。

《景岳全书》说："癥瘕之病，即积聚之别名。《内经》只有积聚疝瘕，并无癥瘕之名，此后世所增设者。盖癥者征也，瘕者假也，癥者成形而坚硬不可移者是也，瘕者无形而可聚可散者是也。成形者或由血积，谓之血癥；或由食积，谓之食癥。无形者唯在气分，气滞则聚而见形，气行则散而无迹，此癥瘕之辨也。然有痛者，有不痛者，痛者联于气血，所以有气行血行则愈，故痛者易治；不痛者，不通气血，另结窠囊，药石难及，故不痛者难治，此治之有辨也。其他如肺之积，曰息奔，心之积曰伏梁，脾之积曰痞气，肝之积曰肥气，胃之积曰奔豚。以至后世有曰痞块之属，亦不过以形见之处不同，故名亦因之而异。总之，非在气分即在血分，斯二者则癥瘕二字已尽之矣。但血癥、气瘕，各有虚实，宜攻宜补，应审之真，而用之确也。"

积聚，《难经》载有五聚，后世又有六聚之名。所谓积是血病，聚是气病。有形为积，无形为聚。至于痃癖，谓脐两旁，有物隆起，疼痛时紧张如弓弦，故名痃。痛在两胁偏僻的部位，故名癖。

可见癥积痃为有形之结，肠胃道可患，胞宫及其附属器官也可患。因有妇科特点，妇女可能比男子所患的包块病症要多。至于瘕聚癖，则为无形而有感的气阻。如腹内有病，而影响到胃肠间的气机通畅，就产生了忽聚忽散的蠕动之气，形似包块，按之则无。《内经》说"女子带下瘕聚"，说明女子带下与生殖系包块有关。

在治疗方面，妇人腹中一切瘕聚，上下攻窜，时常疼痛，宜大七气汤；腹有硬块，日渐增大，按之痛，牢固不可移动，此为癥积，久不移，或时有时无、时上时下，平时无妨碍，一旦发病，宜膈下逐瘀汤；脐两旁表皮有静脉突起，腹皮下有隆起物，细如手指，粗大如臂膊，或患处在两胁部位，名曰痃癖，宜葱白散。

二、分型论治

（一）瘕聚型

主症：包块，随气上下，按之不实。心腹涩痛，上气窒塞，面色萎黄，四肢无力，小腹胀满，二便不利。脉弦，苔白。

治则：破气散瘕。

方剂：大七气汤（《济生方》）。

京三棱 45g　蓬莪术 45g　青皮 45g　陈皮 45g　藿香叶 45g　桔梗 45g　肉桂 45g　益智仁 45g　香附 45g　甘草 23g

共研粗末，每用 15g，水煎服。

用药心得：方中三棱、莪术可破血祛瘀，行血中之气；青皮、香附、陈皮疏肝理气；藿香化湿和中；桔梗辛平苦泄，善能宣通肺气；肉桂温通化气；益智仁暖脾肾，使全身气机通达。左升右降而无凝聚，则瘕可自散。我用此方时，常加九香虫、地鳖虫、水蛭，以增破瘕散聚之功。

（二）癥积型

主症：包块固定不移，疼痛拒按，有形可征。脉沉涩，舌有瘀点。

治则：破瘀消积。

方剂：膈下逐瘀汤（《医林改错》）。

五灵脂 6g　当归 9g　川芎 6g　桃仁泥 9g　丹皮 6g　赤芍 6g　乌药 6g　延胡索 3g　甘草 6g　香附 5g　红花 9g　枳壳 5g

用药心得：本方用红花、桃仁泥、五灵脂、延胡索、丹皮、赤芍、川芎等活血通经，行瘀破癥；香附、乌药、枳壳行气消积；甘草为调和诸药。共成祛瘀破癥，行气消积功效。

用本方时，可加莪术、全虫、䗪虫、水蛭、蜈蚣之类。

（三）气血郁积型

主症：病久体虚，腹内包块，有形有质，拒按，既胀且痛。脉沉涩，舌质略紫。

治则：补虚化癥。

方剂：葱白散（《证治准绳》）。

川芎　当归　枳壳　厚朴　干姜　桂心　小茴香　白芍　青皮　木香　麦芽　苦楝子　熟地　三棱　莪术　茯苓　神曲　党参各等分

共研细末，每用 9g，加葱白 12 寸，盐 2g，水煎服。

用药心得：本方以性味辛温的葱白，发汗解表；通阳用当归、熟地、川芎、白芍补血调肝；党参、茯苓益气健脾；枳壳、厚朴、青皮、木香、苦楝子疏肝行气；三棱、莪术破血祛瘀，消积止痛；桂心、小茴香、干姜温通散寒；麦芽、神曲消食和胃。本方补虚化瘀作用很强，是益气养血、行血破瘀的良方。同时，还可以加入虫类药以舒筋活络。

三、验案举例

（一）癥瘕病案

孙某，女，40 岁，住成都某学院。

第一诊：1976 年 8 月 15 日。

症状：平素脾胃很弱，少腹痞块，硬痛拒按，历时年余。气虚乏力，有时腹痛，经水忽停，带下色黄、腥臭。脉沉涩，舌质淡红，苔薄白。

诊断：癥积带下。

辨证：气虚夹湿积瘀。

治则：理气消湿，佐以化瘀。

自制方：

潞党参 30g　鸡血藤 18g　生黄芪 60g　桑寄生 30g　黑故脂 12g　地鳖虫 10g　水蛭 6g　炒蒲黄 10g　红藤 24g　蒲公英 28g　槟榔 10g　鸡内金 10g　琥珀末 6g　炒五灵脂 12g　砂仁 10g　生鳖甲 24g

一周 6 剂，连服 4 周。

第二诊：9 月 23 日。

上方服两周后，患者去某医院检查，提示包块已软，痛已减轻。继服两周，精神好转，带下量少色白、无腥臭气。

自制方：王氏银甲丸。

银花 15g　连翘 15g　升麻 15g　红藤 24g　蒲公英 24g　生鳖甲 24g　紫花地丁 30g　生蒲黄 12g　椿根白皮 12g　大青叶 12g　西茵陈 12g　琥珀末 12g　桔梗 12g

共研细末，炼蜜成 63 丸，嘱服一月后痊愈。

按：本病即现代医学中的子宫内膜良性肌瘤，其症状与癥块相似，故以癥瘕积聚为女科特立专门。

至于痃癖，我认为应分三焦论治。如痛在上焦，病发于两肋之间，多属经络气滞；其痛发于中焦两侧者，临床多与脾肿大有关；其痛发于下焦、近脐之左右者，可疑卵巢囊肿或积液。

根据《景岳全书》《内经》和《难经》之说，癥瘕积聚痃癖六字似已指明为男女消化道及生殖系统等部分，包块疾病的纲领，审为癥积，以化癥回生丹为主。如兼湿热，佐以清热化湿辅药；审为瘕聚，以乌药散加减为主；审为痃癖，以膈下逐瘀汤加减为主。

总之，癥者征也，血质凝，有形可征，一定不移；瘕者假也，由脏气结聚，无形成瘕，推之可动。二者病在肝脾气血。气虚以补中行气，气滞则开郁宣通，血衰则养营以通络，血瘀则通络以化坚。至于痃癖，也因气而成，似宜辛开活血为着手。此为治癥积瘕聚痃癖的简要法则。

（二）腹部包块案

莫某，女，26 岁，成都某信箱工人。

第一诊：1978 年 7 月 7 日。

症状：左少腹有包块，据某医院诊断，左腹可摸得包块有 4cm×4cm

大小，确诊为附件炎性包块。小腹牵引作痛，曾两次腹部开刀。现月经量少，大便秘，脉微数，舌质淡红，苔少。

辨证：气血两虚，兼瘀夹湿。

治则：益气祛湿，活血化瘀。

自制方：

黄芪 30g　山药 20g　当归 10g　赤芍 12g　川芎 6g　熟地 12g　桃仁 9g　红花 9g　桑葚 12g　续断 24g　红藤 24g　蒲公英 24g　木香 6g　白蔻 3g　琥珀末 6g

第二诊：7 月 24 日。

症状：服上方 6 剂后，本月 18 日经行，但腹痛已减，大便好转。月经仍量少，自汗，小便黄，患者又易感冒。脉弱，苔白，舌质淡。

治则：益气养血，化瘀祛湿。

自制方：

黄芪 30g　白术 10g　防风 10g　鸡血藤 18g　鹿角片 24g　菟丝子 15g　桑寄生 15g　炒蒲黄 10g　地鳖虫 10g　桔梗 10g　红藤 24g　蒲公英 24g　琥珀末 6g　槟榔 9g　山楂 10g

一周 6 剂，连服 4 周。

第三诊：9 月 2 日。

服药一月后，经某医院复查，左附件包块已缩小了 1cm×1cm，腹痛显著减轻，大便正常，月经量增多。

后在方剂中增强了补虚化瘀的药量。根据当时的症状，先后又加减用过党参、女贞、枸杞、黑故脂、苡仁、茯苓、水蛭、炒五灵脂、丹参等药。后在四川医学院附属医院复查，包块已消失。

附：也是山人治癥瘕案

王回一胃脘胀痛，产后气血凝聚成瘕。头晕、骨脊痛，晨咳痰黏，胃纳颇减，肝逆犯胃，莫如泄肝以救胃。生牡蛎10g，归须5g，茯苓10g，鳖甲15g，桃仁3g，白芥子5g，延胡索3g，川楝子3g，香附10g。（《珍本医书集成》）

渭川评析： 原案无结果，瘕属气阻，以本方移治肝胃气阻甚佳，录此可备一格。

叶香岩治产后动肝气结块案

一妇产后恼怒，左少腹结一块，每发时少腹胀痛，从上攻下，膈间乳上俱痛，饮食入口即吐，屡治不效。叶香岩用：炒小茴3g，桂酒炒当归3g，自制鹿角霜5g，菟丝子5g，生楂肉3g，川芎3g水煎，阿魏丸3g。

八剂而愈。次用乌鸡煎丸，原方半料，永不再发。

鸿志按： 叶氏此案可治产后瘀积，并移治癥瘤之类。（《女科医案选粹》）

第六节　热入血室

一、概说

妇人行经期间，忽因感冒，致经血闭塞，称为热入血室。《妇人大全良方》说："妇人伤寒发热，经水适来，昼则安静，夜则谵语，有如疟状，此为热入血室。治者无犯胃气，宜小柴胡汤。"

按：《妇人大全良方》之说是依据《伤寒论》"妇人伤寒发热，经水适来，昼则明了，暮则谵语，如见鬼状（神志不清）者，此为热入血室，无犯胃气及上二焦必自愈""妇人中风，七八日续得寒热，发作有时，经来适断者，此为热入血室。其血必结，故使如疟状（血瘀），发作有时，小柴胡汤主之"而来。《伤寒论》所指热入血室，有两种症状，程序不同。一为经水适来，不主张用药；一为经水适断，从瘀治疗，当破瘀通经，非小柴胡之升提补中所能奏效。而用柴胡的标准，必以经净自断，则血室空疏，而邪热乘之，陷入下焦，乃是虚证，故以柴胡提其下陷之气，而参、甘、大枣方为对病，并非热入血室皆用之方。因发热而经水适来，有适逢信期，有不及信期而热逼经行者，昼则明了，暮则谵语，以热入阴分。古人以"日暮阴气用事而神愦"作为解释，法当破瘀，其收效甚捷。

《金匮要略》说：无犯胃气及上二焦，以此之谵语，非阳明证，恐人误认阳明，妄投承气，故指示无犯，则必治下焦可知。张山雷笺正《沈氏女科辑要》曾经怀疑"其血必结"非本论小柴胡汤条中所应有，可能为传抄之误。

因此，凡治热入血室，主要以本证为主。如因风温湿热而导致热入血室的治疗标准，当以风温湿热为首要对象。其次，是根据虚实瘀滞，佐以辅药，当不致误用古人的经典条文，失其全面真义。

如有发热恶寒，经水适来，经行未断，昼则明了，暮则谵语，如见鬼状，发作有时，虽有谵言，但不可骤用硝黄泻下之药，宜小柴胡汤；如有寒热往来，经血闭结，发作有时者，宜小柴胡汤、四物汤合用。

二、分型论治

（一）半表半里型

主症：寒热往来，发作有时，经水适断，夜则病甚。脉弦数或滑数，苔白浮黄、尖红。

治则：和解表里。

方剂：小柴胡汤（《伤寒论》）。

柴胡 6g　黄芩 5g　沙参 9g　甘草 3g　法夏 6g　生姜 2 片　大枣 2 枚

用药心得：本方为半表半里，和解少阳之方。用柴胡透达少阳之邪；黄芩清泄胆腑之热。通过两药的透达清泄作用，可解除寒热往来、胸胁胀痛和口苦等症，为本方主药。法夏、生姜和中止呕吐；党参、甘草、大枣补正和中，以助祛邪。共成寒温共用，扶正祛邪的配伍形式。本方的临床应用范围较广，除少阳证外，对妇女经期、产后感冒，以及疟疾、黄疸等有寒热往来、胸胁胀满、心烦喜呕、默默不欲饮食等症的也能治疗。用治热入血室，可酌加赤芍、泽兰等行血之品；热盛昏谵者，加钩藤、龙胆草、栀子等药。

（二）气滞血瘀型

主症：发热夜甚，小腹作痛拒按，经行闭止，面色萎黄。脉细虚数，舌质淡，苔白。

治则：行气化瘀。

自制方：加味四物汤。

地黄 9g　当归 9g　白芍 6g　川芎 5g　制香附 10g　五灵脂 10g　蒲黄 10g

用药心得：四物汤是调经养血通剂，既是养血的基础方，又是调经的基础方。佐香附行气化滞，加失笑散活血化瘀，瘀去则热降。如服上方效果尚显效者，再加入首乌、白薇、柴胡、黄芩以清热透邪。

三、验案举例

罗某，女，28 岁，绵阳某厂。

第一诊：1976 年 7 月 14 日。

症状： 发热四月，自汗不退热，一阵汗出，肢转凉而怕冷，旋即高热（39℃左右），不能饮食，大便秘结，热至六日后，月经适来，色黑量少。次日经水忽停，即感腰腹两胁胀痛。口燥咽干，不思饮食，头眩晕，神昏，入夜则热更盛，谵语，烦躁，大便六日未解，小便短赤。脉弦细而数，舌红绛，无苔。

诊断： 热入血室。

辨证： 温热夹湿。

治则： 清热利湿，化浊通络。

自制方： 青蒿白薇剂。

青蒿 10g　佩兰 12g　茵陈 12g　萹蓄 12g　知母 10g　蒲公英 24g　银花 10g　连翘 10g　桃仁 10g　红泽兰 12g　生牛蒡 24g　砂仁 3g（后下）　甘露消毒丹 10g（包煎）川贝母 10g

嘱服两剂。

第二诊：7 月 18 日。

症状： 热退未净，午后最高（37.6℃），汗已敛，但尚能润皮肤。月经复至量少、色污有块，大便畅下，神志清醒，人感清爽，想吃薄粥。小便微黄而长，腰腹胁胀痛缓解。此腑气已通，热度已降，冲任得调。脉细弦微数，舌质淡红，苔光如前。

自制方：

青 蒿 10g　茵 陈 10g　萹 蓄 10g　连 翘 10g　知 母 10g　覆 盆 子 24g　红 泽 兰 12g　甘露消毒丹 10g（包煎）

嘱服 4 剂。

疗效：病情全解，休息静养，药物已停。

按：本证由于湿热蕴结而成。时值长夏，自然气象是一阵强烈太阳而又一阵骤雨。因此，地面水气蒸发，形成热湿交阻，造成湿热侵袭。方中青蒿、白薇、茵陈、佩兰淡渗利湿，芳香化浊，对一阵热、一阵汗、出汗不退烧的温热夹湿病有良效。止汗不复再热，热退而汗自止，不伤人体的正气。知母养阴退热，蒲公英、银花清胃肠黏膜炎热；连翘有强心作用，内具极微弱的麝香作用（有人实验，把连翘放钵中，久乳即出麝香气）。桃仁、泽兰有活血催经作用，砂仁醒脾，合生牛蒡轻蠕腑气，使腑气通而病毒出矣。川贝生津，合甘露消毒丹，具排湿而不伤阴的作用。药后起到退热通经，则热入血室之候解矣。血室范围，是指子宫、子宫内膜及冲任。在月经正行或刚行之际遇到高热，都可发生停经，古人称为"热入血室"。但在行经之际下冷水，也能临时停经，可称为"寒入血室"，这是古人没有考虑的问题。此外，遇到恐怖之时，也会停经。

总之，凡是六淫之感和七情之伤，都可导致本病。今后治疗热入血室之证，应从标本论治。

已故老中医刘奉五曾经说过："关于热入血室一证在《伤寒论》与《金匮要略》书中均有描述，属外感病的范畴。所谓血室，历代注家有冲脉、肝脏、胞宫等不同的看法。本人体会，所谓血室是对于妇女来说的，实际是指以胞宫（子宫）为主体，包括与其相连属的冲任二脉及肝脏等。"刘奉五之言实获我心。

张仲景《伤寒论》中所述妇人中风、伤寒、热入血室的三条治法各异。伤寒以六经传变为主，如化热、化燥等。本案属温热夹湿征象，也就是温热化湿的表现。

方后所附"甘露消毒丹"成药，系清代医家叶天士在《临证指南医案》中所记载。清利湿热有良效。

附：甘露消毒丹（《中国医学大辞典》）

飞滑石 450g　绵茵陈 330g　淡黄芩 300g　石菖蒲 180g　川贝母 150g　木通 150g　藿香 120g　射干 120g　连翘 120g　薄荷 120g　白豆蔻 120g

共晒燥，生研为末，或以神曲为丸。凡古方皆以原量为主（已换算为 g）。药肆中制为成品已风行一百余年。每日用量 9g，与水剂同熬更有效。

附：也是山人治热入血室医案

徐，二十七，热病初发，经水适来，知饥少纳，恶心嗳气，烦渴懊恼。此属热邪乘虚内陷血室，是不易治之症。拟两清气血方法。

鲜生地　麦冬　粳米　生石膏　牛膝　生草薢　知母　竹叶心

又诊：

昨进两清气血方，热势稍减，恶心已缓，邪解其半。但懊恼烦渴未衰，腹痛便溏，仍守仲景无犯胃气及上下二焦之戒立方。细生地、麦冬、炙甘草、丹皮、知母、牛膝、生白芍、炒桃仁。（《珍本医书集成》）

渭川评析： 前人完整的热入血室案例甚少。而后凡遇胸胁满如结胸者，则以刺期门以泄血热；血结寒热者，则用小柴胡汤和解少阳发热；发热谵语者，则刺期门法与小柴胡汤和解法亦禁用，而听其经行自愈。然而现代科学昌明，结合西医抗生素药运用，亦何尝不可。中医学者必须以中医学理论体系辨证详明，发扬遗产，并结合新知为主旨。

第七节　干血痨

一、概说

干血痨又叫血风痨。《妇人大全良方》说："妇人血风痨证因气血素虚，经候不调，或外伤风邪，内夹风冷，致使阴阳不和，经络痞涩，腹中坚痛，四肢酸疼，月水或断或来，面色萎黄羸瘦。"干血痨，实为虚痨或劳瘵之一种。古称虚痨，包括肺结核、神经衰弱、营养不良、贫血等病。所谓风血痨，亦是虚痨，经候不调之证，多有咳嗽。古人认为咳由风起，痨本血枯，故名风血痨。

有因产后未满百日，不慎将护，脏腑虚肿，百脉枯竭，遂致劳损，久不愈则变寒热休作有时、饮食减少、肌肤瘦瘁。遇经水当至，即头目昏眩、胸背拘急、四肢疼痛、身体烦热、足重而浮、或经水不通。

其治疗方法：阴虚血枯者，宜六神汤；肝肾阴虚者，用一贯煎加味。

二、分型论治

（一）阴虚血枯型

主症：肌热体倦，月经量少或闭。脉虚，苔薄白，舌尖红。

治则：补血养阴。

巴蜀名医遗珍系列丛书

方剂：六神汤（《御药院方》）。

当归　熟地　白芍　川芎　黄芪　地骨皮各等分

共研细末，每用 15g，水煎服。

用药心得：方中黄芪益气，当归、熟地、白芍、川芎补血调肝；加上能清热凉血、退虚热的地骨皮，是用治血少肌热的方剂。我用本方时，常加首乌、桑葚、女贞子、知母。

（二）肝肾阴虚型

主症：肝肾阴虚，气滞不运，月经闭止，呼吸短促，潮热自汗，胁痛腹满。脉细弱或虚弦，舌无津液，质鲜红，苔光滑。

治则：滋养肝肾。

方剂：一贯煎加味（《续名医类案》）。

沙参 9g　麦冬 9g　生地 9g　归身 9g　枸杞子 9g　川楝子 9g　茯苓 9g　山栀 9g　地骨皮 9g　胡黄连 3g

用药心得：本方沙参、麦冬、归身、生地、枸杞子滋肾以柔肝；地骨皮、胡黄连清虚热；川楝子、山栀解郁热以疏肝。若肺阴虚痨咳者，加百合、川贝母、知母润肺止咳。

三、验案举例

王某，女，32 岁，成都市五金公司。

第一诊：1962 年 3 月 5 日。

症状：经闭三年，形体消瘦，长期潮热，体重减轻，已育两女。尤望得子未遂，极度失眠，同时腹泻，每日泻溏便十余次。经某医院检查，诊断为子宫内膜结核兼肠结核。脉弦数，舌如镜面、绛红，无苔。

诊断：干血痨。

辨证：肝肾阴虚。

治则：滋肝运脾。

自制方：一贯煎加减。

沙参 30g 炒川楝 10g 生白芍 12g 麦冬 10g 川贝母 10g 生地 30g 地骨皮 30g 覆盆子 20g 鸡内金 10g 知母 10g 黄连 6g 广木香 10g 鱼鳔胶 10g 鹿角胶 10g 无花果 30g 偷油婆 3 只（焙干、研末、冲服） 鲜地龙 5 条（清水漂净）

嘱一周 6 剂，连服两周。

第二诊：3 月 20 日。

症状：服上方后，腹痛减轻，腹泻减至三次，精神好转，潮热与盗汗均减轻，饮食好转，但感心悸、下肢浮肿。脉弦缓，苔薄白，舌质淡红。

自制方：

沙参 30g 炒北五味 12g 糯米草 60g 黄精 60g 川贝母 10g 生地 30g 地骨皮 30g 覆盆子 20g 鸡内金 10g 知母 10g 黄连 6g 广木香 10g 鹿角胶 10g 鱼鳔胶 10g 无花果 30g 鲜地龙 5 条 偷油婆 3 只

一周 6 剂，连服 4 周。

第三诊：4 月 22 日。

症状：服上方后，病情显著好转，特别是精神、食欲，腹泻好转。但月经未至，少腹有隐隐痛感，乳房本已萎缩，忽显胀痛感觉，并见津津自润白带，都是病情好转现象。独潮热盗汗依然存在，潮热是结核病未去，盗汗是卫气营卫失调。

自制方：

红参 10g 生黄芪 30g 苦参 24g 川贝母 10g 枸杞 10g 黑故脂 12g 炒五灵脂 12g 覆盆子 24g 益母草 24g 当归身 10g 阿胶

10g　黄连 6g　广木香 10g　鸭内金 10g　胎盘粉 10g

嘱服四周，每周 6 剂。建议合用西药，注射链霉素，内服异烟肼，协助中药消除病源。只愿病愈，故不论中西，患者允之。

第四诊：6 月 10 日。

症状： 注射链霉素 10 天后，两耳失聪鸣叫，头亦眩晕，遂停止注射。专服中药 30 剂及异烟肼和维生素 B_6，直至现在。月经已行两次，初次量少，第二次量如平常。潮热盗汗一月来未见，腹已不痛，大便成条，能吃能眠，体重增加，面容红润而胖，但经行尚有小血块。脉平缓，苔薄白。

自制方：

太子参 20g　白术 10g　茯苓 10g　归身 10g　鹿角胶 10g　阿胶 10g　覆盆子 24g　芫蔚子 15g　胎盘粉 10g　槟榔 10g　扁豆 12g　薏苡仁 12g　砂仁 10g　炒川楝 10g　山甲珠 10g

一周 6 剂，连服 4 周，异烟肼、维生素 B_6 继服。

第五诊：7 月 22 日。

症状： 妊娠恶阻，7 月以前月经复停，中西药全停，现经检查已怀孕。

自制方：

人参 15g （党参 30g 代）　白术 10g　茯苓 12g　甘草 3g　桑寄生 15g　菟丝子 15g　旋覆花 10g

嘱其吐止停药。

疗效： 届期产一子，母子平安。

按： 本证属于结核性停经，又兼肠结核。初诊方中投以地龙、偷油婆治肺痨，是采自苏北民间单方。佐香连丸，以制腹泻。第三诊，劝其结合西药抗结核要药——链霉素、异烟肼清肃病原。始终用一贯煎加减，滋肾柔肝，调和营卫，补益冲任，终于获孕，打破了干血痨成方规律。

附：顾晓澜治经闭成痨案

傲亭袁女，年十八岁。面黄肌瘦，唇燥舌干，吐白痰，懒言神倦。据述二七经通之后，月经四载不来，骨热盗汗，便燥溲赤，诸药不应，已成骨蒸劳热。顾诊之，脉沉涩之中尚有胃气，姑先用宣郁养营一法。

瓜蒌仁　薤白　郁金　炒丹皮　丹参　麦冬　茯苓　黑山栀　地骨皮　煎服

次诊，二便得通。寝食稍进，骨蒸盗汗亦减，渐能振作精神，脉象亦稍流利，宣郁养荣汤得效。再服前方，去麦冬，加生地。

三诊，骨蒸盗汗已止，寝食大增，面黄渐润，精神颇振，咳嗽痊愈。脉亦渐起，唯月事未通。即以前方送当归龙荟丸，自9g渐加至12g。

四诊，脉象流利，两尺尤滑。诸恙俱愈，寝食、精神复旧。唯少腹隐隐作痛，此月经将通之兆也。

当归　川芎　郁金　延胡索　蓬术　炮姜炭　艾叶　鸡血藤膏

五诊，脉和经通，诸恙均愈。用合欢皮、金针菜煎汤，送服归脾丸，常服痊愈。

鸿志按：此即俗名干血痨。有人问曰："经闭四年，骨蒸痨嗽，诸药不效，今独以宣郁养荣收功何谓也?"曰："证虽难治，然脉象沉涩之中，尚有胃气，此亦月经刚通；悲伤忧郁，心脾气亏而又不能加意调摄，遂成此疾。愈通愈闭，所以四年不痊。"

《内经》云，二阳之病发心脾，女子不月也。且交睫则有汗，可见

巴蜀名医遗珍系列丛书

血尚未枯。先与宣郁养荣补心脾，两复其初；继以当归龙荟丸泻厥阴之郁热，未用温通而愈。嘉言喻氏已立案于《寓意草》中，阅者未能留意耳。（《女科医案选粹》）

渭川评析： 虽然方药之价值不在议论之空洞无边，但为了继起者得以升堂入室，也必须有理论贯彻实践。这类奥义，全在历代名医医案中，披沙拣金，有所望于来者。

第八节　脏　燥

一、概说

脏燥，相当于现代医学所说的癔症，最早见于《金匮要略》。其说妇人脏燥，喜悲伤欲哭，象如神灵所作，数欠伸。本病男女皆可患，唯多发于女性，病状千变万化，可以和任何器官的疾病相象。其"象如神灵所作"六字，已可包括各种不同类型的精神失常症状。

癔症的主要特点，就是精神症状突出，和实际器官的检查情形不相一致。别人如果同情他，病状就加重；不理睬他，反倒减轻。因此，尽管病状千变万化，却不难辨认。

在治疗方面，《金匮要略》以甘麦大枣汤主之。据《证类普济本事方》说："尽剂而愈，称为绝妙。"《薛氏医案》的经验是："用淡竹茹汤为主，佐以八珍汤而安。"

二、分型论治

（一）单纯脏燥型

主症： 喜悲伤欲哭，象如神灵所作，数欠伸。脉缓或数，或乍大乍小，苔薄。

治则：养心宁神。

方剂：甘麦大枣汤（《金匮要略》）。

甘草 18g　小麦 45g　大枣 10 枚

水煎，分三次服。

用药心得：方中甘草甘缓和中，以缓急迫；小麦味甘微寒，以养心气；大枣甘平，能补益中气，坚志除烦。合用以奏养心宁神，甘润缓急功效。临床运用时，加茯神、枣仁、珍珠母之类。

（二）心悸虚火型

主症：妇人心虚惊悸，悲伤不止，虚烦不解，严重昏晕。脉虚弱，苔薄，舌尖有红点。

治则：养心增液清火。

方剂：淡竹茹汤（《三因极一病证方论》）。

淡竹茹 2g　麦冬 75g　小麦 75g　甘草 30g　党参 45g　茯苓 45g　半夏 60g

共研细末，每用 12g，加生姜 2 片，大枣 3 枚，水煎服。

用药心得：本方党参、麦冬、小麦为主养心气；竹茹配麦冬，清心之虚火；茯苓、半夏防痰迷心窍；生姜、大枣、甘草甘润生液，实是甘麦大枣汤加味而成。临床运用，加琥珀、龙骨之类；心火盛者，加黄连。

（三）气血俱虚型

主症：抑郁悲伤，神倦乏力，面色萎黄，肌肉消瘦，月经量少。脉细无力，苔薄质淡。

治则：补气益血，佐以安神。

方剂：八珍汤（《证治准绳》）。

当归 3g　川芎 3g　白芍 3g　熟地 3g　人参 3g　白术 3g　茯苓 3g　甘草 2g　生姜 3 片大枣 2 枚

用药心得：本方由四君子汤和四物汤两方相合而成，四君子汤是补气健脾的基础方，四物汤是补血调肝的基础方。两方相合，是气血双补之剂。

用于气血两虚脏燥病时，须与甘麦大枣汤合用为佳。

三、验案举例

陈某，女，46 岁，新都某公社。

第一诊：1975 年 6 月 20 日。

症状：由于长子因游泳溺死，而忧思郁结，出现失眠、少食、耳鸣。耗伤营阴，遂致阴不潜阳，阳气偏亢而见月经紊乱已历数月，渐至量少或数月一行，点点滴滴已等于无。面容极端愁苦，心乱失眠，悲伤即哭，爱人百般劝慰，亲友相问，概不理睬。有时彻夜不眠，开门外出，须臾返回，闷闷无语，已历数月之久。家人亲友苦劝其就医不去。忽喜长女产子抱外孙，次子又考进中学读书，因而转忧为喜，其夫乘机带来就诊。脉弦细而数，舌红绛。

诊断：脏躁。

辨证：阴虚阳亢。

治则：滋养肝肾，佐以潜阳。

自制方：一贯煎加减。

沙参 10g　生地 12g　炒川楝 10g　生白芍 12g　当归 10g　枸杞子 9g　银柴胡 10g　川贝母 10g　青葙子 24g　青龙齿 24g　珍珠母

24g　钩藤 30g　槟榔 6g　鸡内金 10g　广藿香 6g

一周 6 剂，连服两周。

第二诊：7 月 16 日。

症状：服上方 12 剂后，愁苦忧思大减，食欲首先好转，能眠。往时心悸自汗、头眩、咽干之症全面减轻。其功效有如此显著者，半由药物育阴潜阳所致，半由忧郁自转作用。医生不可以贪天之功据为己有。方中生地、归身养阴益血，川贝母、枸杞子滋养肝肾，生白芍补血敛汗，川楝子、银柴胡轻疏肝而重柔肝，青龙齿、珍珠母等侧重潜阳，使"阴平阳秘，精神乃治"。尚有自汗，苔薄，舌淡红，脉弦缓。

自制方：

炒川楝 10g　生白芍 12g　鸡内金 10g　怀山药 24g　金樱子 60g　佛手 6g

嘱常服。

疗效：8 月 20 日，其爱人带外孙来治腹泻，告之患者病情：吃了半个月药后，已正常操劳，早已停药了。月经已净，体质转壮，脱离病象而告痊愈。

按：《金匮要略》说："妇人脏躁，喜悲哀欲哭，象如神灵所作，数欠伸，甘麦大枣汤主之。"如果病属更年期月经，冲任两脉功能减退，并见精神萎顿、烦躁易怒、头晕耳鸣、悲哀欲哭，用甘麦大枣汤加味自有卓效。

本案病机因伤子而起，固然冲任受损，但关键问题是损伤奇恒之腑，形成阴虚阳亢之局。治以肝肾为主，佐以潜阳，况且肝郁所结幸赖自解者一半。所用柔肝滋肾之品，是帮助已衰之真阴而已。所以，在临床证治中，法宜活用，不应死守前人的定律。

医学是不断进步的，今日以为是，明日或成非。但师古人之意，做到古为今用，才是不可更易的定则。

附：也是山人治脏躁案

吴六三，肝阳亢为头晕，肾阴虚则耳鸣。此晚年肝肾气缓，下虚上实明甚。但忽惊悸，汗大泄，有时寐不肯寐，竟有悲伤欲哭之象。明系脏阴少藏，厥阳鼓动，舞于太阴。每有是症，病由情志中生，所以清之、攻之均属无益。议仲景妇人篇参脏燥悲伤之旨，用药自有准绳，但王道未能收效。阿胶10g，牡蛎10g，磁石6g，怀山药5g，炙甘草3g，大枣10g，茯神10g。（《珍本医书集成》）

渭川评析：也是山人是何许人，现在无从考证。其辨证用药，明辨博思，定备一格。脏燥的原因是感受刺激，其主症是不同类型的精神失常。辨证有心虚火旺、心虚气短、气血俱虚、阴虚内热、笑哭无常等，俗称"精神病"。治宜辨证用方，适当用虫类药，有治愈的希望。

第九节　阴　挺

一、概说

妇女阴挺，即现代医学称的子宫脱垂。《三因极一病证方论》说："产后阴脱，如脱肛状，及阴下挺出，逼迫肿痛，举动房劳即发。"

《妇人大全良方》说："妇人阴挺下脱，或因胞络伤损，或因子脏虚冷，或因分娩用力所致。"

《医宗金鉴》说："阴中突出一物，如蛇或如菌，或如鸡冠者，即古之癥疝也。属热者，必肿痛，小便赤灼；属虚者，必重坠，小便清长。"

本病发于产后者，多因气虚所致。有非因生产而发者，则湿热为患。农村妇女由于产后劳动过早，或席地而坐，患此病者较多。应大力开展妇幼卫生保健工作，特别是农村，以预防本病。

本病治疗，以升提益气为主，并佐以清解湿热。因气虚是主要因素，湿热是致病征象。气虚者，主补中益气汤；气血俱虚者，宜十全大补汤；湿热下迫者，宜龙胆泻肝汤。

二、分型论治

（一）气虚下陷型

主症：面苍㿠白，怕冷疲惫，心悸气短，大便溏薄，小便频数。脉虚细，舌质淡，苔光薄。

治则：补中益气，升阳举陷。

方剂：补中益气汤（《东垣十书》）。

党参 15g　黄芪 20g　白术 9g　甘草 6g　陈皮 9g　当归 12g　升麻 6g　柴胡 6g

用药心得：本方治中气不足，清阳下陷证。用于阴挺方面，以益气升阳为主旨，故重用黄芪、升麻，可加至 30g，加枳壳、续断、杜仲等升固之品。

（二）气血俱虚型

主症：面色萎黄，皮肤干燥，眩晕耳鸣，腰酸骨痛，大便秘结。脉濡缓，苔光，质淡红。

治则：气血双补，佐以升提。

方剂：十全大补汤（《东垣十书》）。

党参 30g　熟地黄 12g　黄芪 12g　白术 3g　当归 3g　白芍 3g　肉

桂 3g　川芎 3g　茯苓 3g　甘草 2g

每服 9 ～ 15g，加生姜 3 片，大枣 3 枚。

用药心得：本方出自《太平惠民和剂局方》。至李东垣使用时，黄芪代木香、肉桂代沉香以温血，以治气血俱虚，阴阳并弱，故名十全。虽本保元之意，实则四君、四物、黄芪建中三方合成。本方以补气健脾为基础，体现气血双补，肝脾同治的法则。除此病外，还可用于病后虚弱及贫血等慢性消耗性疾病，以及月经不调等。

（三）阴挺湿热型

主症：脱处肿痛，面色垢腻，心烦内热，或身热自汗，口苦胸闷，胃呆，夜寐不安，大便秘结，小便短赤。脉滑数，舌质红绛，苔黄燥。

治则：疏肝胆，清湿热。

自制方：加减龙胆泻肝汤。

龙胆草 9g　柴胡 9g　泽泻 9g　车前子 9g　生地 9g　栀子 9g　红藤 24g　蒲公英 24g　银花 9g　败酱草 24g　桔梗 9g　生牛蒡 24g　藿香 6g　生谷芽 60g　琥珀末 6g（冲服或布包煎）炒升麻 24g

用药心得：本方龙胆草、柴胡清肝经湿热；生地凉血；红藤、蒲公英、银花、败酱草清湿，排除下焦蕴积之湿热；桔梗排出黏液；琥珀和升麻有镇痉清湿升提的作用。本方治阴挺湿热型有良效。

附：外用药方

1. 蛇床子 30g，乌梅 1 个，煎水外洗。

2. 王孟英坐药：飞矾（煅枯明矾）80g，桃仁 30g，五味子 15g，雄黄 15g，铜绿 12g。共研细末，炼蜜为丸，每丸重 12g（以方中雄黄研细末为衣），坐入阴道内有效。

三、验案举例

李某，女，55岁，成都某餐厅工作。

第一诊： 1977年8月20日。

症状： 生育子女七八个，当50岁时，月经停止，少腹下坠。经某医院检查结果为"子宫垂脱"三级，部分宫体露出阴道外寸许。由于家庭劳动与工作劳动太累，并导致呼吸短促而显气紧、胸痛心悸，脱出的宫体部分与裤裆磨擦而见皮破红肿。体尚肥胖，食欲正常，睡眠较好。脉濡缓，苔薄白。

诊断： 阴挺后期（子宫垂脱）。

辨证： 气虚夹湿。

治则： 补气清湿。

自制方：

潞党参30g　鸡血藤18g　生黄芪60g　桑寄生30g　炒升麻30g　槟榔10g　红藤24g　蒲公英24g　板蓝根24g　琥珀末6g

一周6剂，连服两周。

外用： ①蛇床子30g，黄柏30g煎水，熏洗坐浴。②大青叶、黄柏、冰片、琥珀等分，研极细末，用菜油调搽患处。

第二诊： 9月10日。

症状： 脱出之物经熏洗、坐浴及外搽后，已变软收缩，纳入阴道。连日工作繁忙，幸未再脱。内服药已服16剂。

嘱内服药与外用药概不更换，续服一月。

第三诊： 10月15日。

症状： 前方与外用药继续又用了一个月，不但脱出的部分完全收缩，而且小腹下坠感也已全部消失。

巴蜀名医遗珍系列丛书

嘱其暂时停药，一旦发现问题，速来改方。后因长时期无消息，特走访一次。患者自称停药以来并未发病。

按：阴挺即子宫垂脱，门诊病例甚多，大致与肝脾肾三者关系密切，有脾肾阳虚、肝肾阴虚、气虚下陷三种类型。本案属气虚下陷型。方中党参、黄芪补气；桑寄生固肾，升麻升提举陷。因为子宫体外脱部分受到摩擦而引起炎症，所以加红藤、蒲公英等清解湿热，外用药是侧重局部清湿消炎，故投方收效。

第十节　乳　癌

一、概说

乳癌为难治之症。《医宗金鉴》叙述较详："此证由肝脾两伤，气郁凝结而成。自乳中结核初如枣栗，渐如棋子，无红无热，有时隐痛，速宜外用灸法，内服养血之剂，以免内攻。若年久日深，即潮热恶寒，始觉大痛，牵引胸腋，肿如覆碗，坚硬，形如栗，高凸如岩，顶透紫色光亮，内含血丝，先腐后溃，污水时流。有时涌冒臭血，腐烂深如岩窖，翻花突如泛莲，疼痛连心。若复因急怒，必流鲜血，根肿愈坚，斯时五脏俱衰，即成败证，百无一救。若患者果能清心涤虑，静养调理，庶可旋治。"

《丹溪心法》提到此病说："妇人不得与夫，不得与舅姑忧怒郁遏，时日积累，脾气消沮，肝气横逆，遂成陷核……病名乳岩（古写癌为岩），以其疮形嵌凹，似岩穴也。"

《景岳全书》说："乳岩（癌）属肝脾二脏郁怒，气血亏损，故初小核，结于乳内，肉色如故。其人内热夜热，五心发热，肢体倦瘦，月经不调。"

按：乳癌初起，形似坚核，不胀不肿，虽重按亦不觉痛，但坚硬如石，与其他疡证不同，不易消散。治疗方面，着重养血柔肝，开怀解郁，总以忧思愁苦、精神抑郁为主因。

本症治疗颇感棘手，不可误投破气消克及走窜之剂。如甲片、皂刺俱不当用。且本症病势渐进，多发郁火，虽四物尚嫌辛窜，何况行血破瘀。当初起病期浅，气血未亏者，宜青皮散、十六味流气饮，佐以鸡鸭睾丸，外敷红毛坠金膏（上海、广东药铺有出售）；有因肝郁气滞者，宜疏肝解郁汤；如服药反复不应者，宜选用益气养营汤、十全大补汤、归脾汤等。

治疗原则：如属脾肾阳虚者，用河间地黄饮子为主，佐草药 8 种；如属肝肾阴虚者，以魏玉横一贯煎为主，同时佐以 8 种草药。

二、分型论治

（一）脾肾阳虚型

主症：头眩，耳鸣，腰痛，关节痛，乏力，气紧自汗，脱发，患部剧痛，食欲不振，喜热饮，小便短，下肢浮肿。脉沉涩或濡弱，苔润滑。

治则：补益脾肾，排毒化瘀。

自制方：河间地黄饮子合通窍活血汤加减。

党参 60g　鸡血藤 18g　生黄芪 60g　桑寄生 15g　菟丝子 15g　蜈蚣 2 条　乌梢蛇 9g　地鳖虫 9g　生蒲黄 9g　黑故脂 12g　土红花 9g　桃仁 9g　紫草 60g　炒北五味 12g　山萸肉 12g　槟榔 6g

8 种草药同煎：

巴蜀名医遗珍系列丛书

蛇头一棵草 60g　白花蛇舌草 60g　半枝莲 30g　无花果 30g　石大年 30g　隔山撬 15g　苦荞头 15g　瞿麦根 15g

用药心得：本方以党参、鸡血藤、生黄芪、桑寄生、菟丝子、黑故脂补虚。即用参、芪益气，鸡血藤养血活络，桑寄生、菟丝子、黑故脂固肾气；以土红花、桃仁、紫草、地鳖虫、生蒲黄活血化瘀；蜈蚣、乌梢蛇祛风通络镇惊；炒北五味、山萸肉则养心安神；槟榔行气而不耗气，以防滋腻，从而通畅气机。全方共起补虚化瘀，疏经活络功效。

8 种草药共有排出体内不良病毒的作用。

（二）肝肾阴虚型

主症：眩晕，耳鸣，关节痛，乳房硬痛，胁痛，面赤颜红，午后潮热，咽干口苦，烦躁或经闭，大便秘结。脉弦细而数，舌质淡红，苔黄。

治则：柔肝养阴，软坚通络，清湿润燥。

自制方：一贯煎合通窍活血汤加减。

沙参 120g　生地 24g　枸杞子 12g　炒川楝 9g　女贞子 24g　旱莲草 24g　紫草 60g　蜈蚣 2 条　乌梢蛇 9g　地鳖虫 9g　生蒲黄 9g　土红花 9g　地骨皮 12g　知母 9g

8 种草药同煎：

蛇头一棵草 60g　白花蛇舌草 60g　无花果 30g　半枝莲 30g　石大年 30g　隔山撬 15g　苦荞头 15g　瞿麦根 15g

用药心得：方中沙参、生地、枸杞子、女贞子、旱莲草、地骨皮、知母用于滋阴；生地、枸杞子、女贞子、旱莲草滋养肝肾；沙参、知母滋养肺脾之阴；知母、地骨皮既能滋养肺肾之阴，又可退虚热。配川楝子，能疏肝解郁，平其横逆；紫草、土红花、地鳖虫、生蒲黄、蜈蚣、乌梢蛇则有活血化瘀，疏风通络的作用。全方具有滋阴柔肝，化瘀通络功效。

按：乳癌的特征是在一侧或两侧乳房，有小硬包块，异常疼痛，影响食欲，治以扶正祛邪，活血化瘀。除辨证论治外，必佐草药 8 种，如蛇头一棵草、白花蛇舌草、半枝莲、无花果、石大年、隔山撬、苦荞头、瞿麦根。已有文献证明其抗癌有效。

在治疗过程中，无论已经溃疡或未溃疡，红毛坠金膏是最为有效的镇痛外敷药方。虽然治法较多，但其疗效尚须进一步探讨。

附：肥胖症伴黑色素沉着

一、概说

肥胖症临床可常见，但伴有黑色素沉着却较少见。肥胖症可分为两大类型，即单纯性肥胖和继发性肥胖。前者虽有脂肪积聚过多，但无显著的神经或内分泌系统功能上的障碍，而后者却有不同的病因、病理改变。

此处所述系属后者的继发性肥胖，属于肾上腺皮质增生型（除外肿瘤型）者。除显示肥胖外，还伴有黑色素沉着的特征。

"肾主黑"，说明还有肾阴、肾阳的改变。数十年来，共治疗 60 余例，惜部分遗失或记录不详。兹选择观察者 30 例，都为女性，年龄为20～40 岁。依临床之所见，概可分为三种证型。

二、分型论治

（一）脾肾阳虚型

主症：满月脸，胸、腹、臀特别肥厚。有黑色素沉着，面部、牙龈、乳晕显著。性欲大减或无。17羟、17酮减低。神衰乏力，腰痛耳鸣，畏寒肢冷，食少便溏。男子阳痿，女子月经紊乱、量少或停经，带下清稀。脉多沉细或濡缓，舌质多淡，苔白。

治则： 温肾运脾，固督通络，佐以益气化瘀。

自制方： 温肾固督，益气化瘀汤。

制附片24g（先熬2小时）　肉苁蓉12g　生黄芪60g　党参60g　桑寄生15g　黑故脂12g　地鳖虫9g　炒蒲黄9g　五灵脂6g　蜈蚣2条　乌梢蛇9g

随证加减：

（1）男子，加黄狗鞭、韭菜子、淫洋藿。女子，加益母草、茜草根。

（2）如颈部运转欠灵或颈椎骨质增生者，加自然铜3g（醋碎研末，装胶囊中，吞服）。

（3）服药后如头痛不减者，加麝香0.3g（冲服）。

（4）体重减轻不显者，加苍术、山楂、全蝎。

（二）阴虚阳亢型

主症： 满月脸，黑色素沉着，以面部、牙龈、乳晕显著。性欲亢进。17羟、17酮显著增高。疲劳乏力，颜面潮红，眩晕耳鸣，性急易怒，头昏胀痛。男子遗精，畏热，自汗。女子月经紊乱，量少或停经，带下色黄。脉弦数，舌质多红，苔少。

治则： 滋肾柔肝，育阴潜阳，佐以通络化瘀。

自制方： 滋水清肝饮加减。

生地60g　元参9g　山萸肉12g　柴胡（醋炒）6g　女贞子24g　旱莲草24g　地骨皮12g　枸杞子12g　山楂9g　钩藤9g　夜交藤

60g　炒蒲黄 9g　琥珀末 6g　玳瑁 9g　生鳖甲 12g　珍珠母 24g　水牛角 60g

加减法：女子月经量少者，加益母草、红泽兰。

（三）气虚痰湿型

主症：满月脸，腹、臀肥厚突出。黑色素沉着，腹、腿部可现玫瑰色条纹。性欲冷淡。畏寒乏力，气短多痰，腹胀便溏，腰痛，浮肿，面淡红，带下黄臭。脉缓濡，苔薄白。

治则：益气化痰，固肾活络化瘀。

自制方：加减补中益气汤。

党参 60g　生黄芪 60g　鸡血藤 18g　京半夏 9g　山楂 9g　黑故脂 12g　地鳖虫 9g　红藤 24g　琥珀末 6g　鸡内金 9g　桂枝 3g　炒蒲黄 9g　桑寄生 15g　菟丝子 15g　槟榔 6g　炒葶苈 9g　麝香 0.3g（冲服）

三、验案举例

（一）脾肾阳虚型

肖某，女，28 岁。1975 年 6 月初诊。

症状：已婚未孕，停经两年，性欲减退，食较差，体重反增至 140 斤。颈部欠舒，腰痛，左侧偏头痛，满月脸，肥胖，面、龈、乳晕色素明显，有浮肿。17 羟 5mg，17 酮 4.5mg。脉沉细而缓，舌质淡。

治则：温肾运脾，固督通络，佐以益气化瘀。

自制方：温肾固督，益气化瘀汤加减。

党参 60g　生黄芪 60g　制附片 24g（先熬 2 小时）　肉苁蓉 12g　桑寄生 15g　菟丝子 15g　黑故脂 12g　地鳖虫 9g　炒蒲黄 9g　川芎

6g　红泽兰 12g　苍术 9g　山楂 9g　京半夏 3g　自然铜 3g　鸡内金 9g

一周 6 剂，连服两周。

二诊：精神好转，食欲增加，其他依然，仍显腰痛。脉濡缓，舌质仍淡。

自制方：

党参 60g　生黄芪 60g　制附片 24g（先熬 2 小时）蜈蚣 2 条　乌梢蛇 9g　杜仲 9g　肉苁蓉 12g　桑寄生 15g　菟丝子 15g　黑故脂 12g　地鳖虫 9g　炒蒲黄 9g　川芎 6g　红泽兰 12g　苍术 9g　山楂 9g　京半夏 3g　鸡内金 9g

一周 6 剂，连服 4 周。

三诊：体重减轻 5 斤，头、腰痛减，精神转佳，色素变淡，性欲微增。怀孕心切，唯有输卵管不通。

自制方：

党参 60g　生黄芪 60g　制附片 24g（先煎 2 小时）覆盆子 24g　淫羊藿 24g　炒川楝 9g　山甲珠 9g　杜仲 9g　肉苁蓉 12g　蜈蚣 2 条乌梢蛇 9g　桑寄生 15g　菟丝子 15g　地鳖虫 9g　炒蒲黄 9g　川芎 6g　红泽兰 12g　苍术 9g　山楂 9g　鸡内金 9g

一周 6 剂，连服八周。

四诊：体重已减至 120 斤，色素更淡。精神、食欲大增，月经已潮、量少有带。复查 17 羟已上升到 6.8 毫克，17 酮上升到 7.5g。前者基本正常，后者已正常。脉缓，舌质略淡。

自制方：

党参 60g　生黄芪 60g　续断 80g　鹿角胶 15g　淫羊藿 24g　覆盆子 24g　炒川楝 9g　山甲珠 9g　杜仲 9g　肉苁蓉 12g　桑寄生 15g　菟

丝子 15g　蜈蚣 2 条　乌梢蛇 9g　炒蒲黄 9g　川芎 6g　红泽兰 12g　苍术 9g　鸡内金 9g

一周 6 剂，再服八周。

五诊：脸圆及身躯臃肿消失，色素不见，食睡俱佳。月经按期适量，有性欲。脉缓，舌质不淡，苔薄白。给予常服方。

自制方：

党参 60g　生黄芪 60g　桑寄生 15g　菟丝子 15g　炒蒲黄 9g　川芎 6g　红泽兰 12g　苍术 9g　鸡内金 9g　续断 60g　鹿角胶 15g　淫羊藿 24g　覆盆子 24g　炒川楝 9g　山甲珠 9g　肉苁蓉 12g　水蛭 6g　蜈蚣 2 条　乌梢蛇 9g

每周 3～4 剂，常服。

疗效：主客观均觉正常，遂返滇原单位工作。此症前后经过近两年治疗而收功。经随访，现已怀孕 6 月，举室欢腾。

按：本症由于命门火衰而导致脾阳不足，冲任失调，停经不孕。又因肾阴肾阳之失调而致虚胖，色素沉着。

方中附片、肉苁蓉、黑故脂、桑寄生、菟丝子温肾通阳固督；参、芪补气，川芎、泽兰调冲通经。虫药、自然铜活络化瘀；苍术、山楂、全蝎通络化脂。其中自然铜一味，除上述作用外，还有促进骨折愈合之作用，故对骨质疏松症也有效，但不宜常服；唯蜈蚣、乌梢蛇为舒筋活络要药，久服无碍。诸药配伍，共奏温肾通阳、固督调冲、益气祛瘀之效。瘀祛证除，则肥胖、色素亦消。炒川楝、山甲珠同用，从治多数不孕例中，似有通调输卵管作用，况值肾气复，故有子。

（二）阴虚阳亢型

苏某，女，38 岁，1977 年 6 月 30 日初诊。

症状：脸圆，腰肥，面潮红。齿龈、乳晕黑色素沉着显著。月经紊乱、量少，带下黄色。性欲异常亢进，且有腰痛，关节痛。查 17 羟为 56mg，17 酮为 48mg。某医院力劝其手术治疗。病人不愿，要求中药治疗。脉弦数，舌质红，无苔。

诊断：阴虚阳亢。

治则：滋肾柔肝，育阴潜阳，佐以通络化瘀。

自制方：滋水清肝饮加减。

生地 60g　元参 9g　山萸肉 12g　柴胡（醋炒）6g　女贞子 24g　旱莲草 24g　地骨皮 12g　枸杞 16g　山楂 9g　钩藤 9g　当归 9g　红泽兰 12g　夜交藤 60g　炒蒲黄 9g　玳瑁 9g　珍珠母 24g　地鳖虫 9g　琥珀末 6g　水牛角 60g

一周 6 剂，连服两周。

二诊：服上方 12 剂后，面潮红减退，精力转佳，色素变淡，特别是性欲不亢。唯腰痛、腿痛、关节痛。舌质不红，脉仍弦数。

自制方：

元参 9g　生地 60g　山萸肉 12g　杜仲 9g　柴胡（醋炒）6g　女贞子 24g　旱莲草 24g　地骨皮 12g　枸杞子 16g　山楂 9g　钩藤 9g　当归 9g　红泽兰 12g　夜交藤 60g　蜈蚣 2 条　乌梢蛇 9g　炒蒲黄 9g　玳瑁 9g　珍珠母 24g　地鳖虫 9g　琥珀末 6g　犀角 0.2g（碾末冲服）

一周 6 剂，连服三周。

三诊：上方共服 20 剂。面、腰肥胖消除，性欲如常。腰痛、关节痛亦减。复查 17 羟已下降至 22.5mg，17 酮已降至 22.8mg，但仍有自汗、月经紊乱，带下黄。因急需返回凉山，乃照二诊方略予加减，以便常服。

疗效：于同年 10 月底来信说：从凉山返回后，又服药 60 剂。症状消失。半年后随访，身健如常。

按：由于肝肾阴虚，阴虚生内热；水不涵木，致肝阳亢，冲任失调。方中元参、生地、女贞子、旱莲草、枸杞子、山萸肉滋养肝肾之阴；琥珀、玳瑁、珍珠母、钩藤、夜交藤镇心，平肝，安神，结合养阴之药，故阴虚阳亢可除。地骨皮结合元参、生地，足以退虚热；加柴胡，和解退热力更强。阳亢既除，阴虚内热也消，则性欲亢进可平。蒲黄、山楂、地鳖虫结合琥珀，祛瘀散结力强。同时，加用当归、红泽兰，则活血调经目的可达。水牛角代替犀角，凉血解毒。若有余热余毒未尽者，足以赖之肃清，而达阴平阳秘，故虚胖、色素、性亢诸症俱除。

（三）气虚痰湿型

冯某，女，26 岁，已育。1977 年 11 月 4 日初诊。

症状：脸圆，体胖乏力，背痛，浮肿，体重 144 斤。腹、臀肥厚，且腹及大腿内侧现紫纹。黑色素沉着，牙龈、乳晕显著。月经基本正常，带下黄臭，性欲淡薄。脉缓濡，苔薄白。

治则：益气化痰，固肾活络化瘀。

自制方：加减补中益气汤。

党参 60g　生黄芪 60g　鸡血藤 18g　红藤 24g　桑寄生 15g　菟丝子 15g　京半夏 9g　山楂 9g　黑故脂 12g　地鳖虫 9g　琥珀末 6g　桂枝 3g　鸡内金 9g　槟榔 6g　炒蒲黄 9g　炒葶苈 9g　麝香 0.3g

一周 6 剂，连服两周。

二诊：服上方 12 剂后，体重减轻 3 斤，腹、腿紫纹减少，诸症亦减。脉缓濡，苔薄白。

巴蜀名医遗珍系列丛书

自制方：

党参 60g　鸡血藤 18g　生黄芪 60g　京半夏 9g　山楂 9g　黑故脂 12g　苏子 9g　桔梗 6g　地鳖虫 9g　红藤 24g　琥珀末 6g　桂枝 3g　鸡内金 9g　槟榔 6g　炒蒲黄 9g　桑寄生 15g　菟丝子 15g　炒葶苈 9g　麝香 0.3g

一周 6 剂，连服两周。

三诊：诸症继减，腹、腿紫纹基本消失。面圆体肥胖大减，原衣显见宽大，体重已降至 130 斤，脉舌仍未变。

自制方：

党参 60g　鸡血藤 18g　生黄芪 60g　细辛 3g　京半夏 9g　山楂 9g　黑故脂 12g　苏子 9g　桔梗 6g　地鳖虫 9g　红藤 24g　琥珀末 6g　桂枝 3g　鸡内金 9g　槟榔 6g　炒蒲黄 9g　蜈蚣 2 条　乌梢蛇 9g　桑寄生 15g　菟丝子 15g　炒葶苈 9g　麝香 0.3g

一周 6 剂，连服 4 周。

疗效：经治疗 4 个月之后随访，已无病态。现已上全班，并可值夜班。

按：本症由于气虚而致痰湿郁滞，既具有脾湿生痰，又兼有蕴结下焦的湿热。补气化湿固属重要，但关键仍在固肾活络及调理督任与奇恒之腑上。

方中红藤、琥珀清下焦湿热，略用半夏、苏子、葶苈子化痰；党参、黄芪、鸡血藤补气；桑寄生、菟丝子、黑故脂固肾；蒲黄、虫药等活络祛瘀除湿。麝香一味，尤有独到之处，由于其特殊的芳香气味，对通调督任以及奇恒之腑，尤有妙用。全方标本同治，共奏气壮、湿去、痰消之效。痰湿去，则肥胖、色素、紫纹亦自消。

讨论与体会：

（1）综上所述，肥胖之病，无证情的单纯性肥胖比较单纯，只需调节饮食和适当运动即可。唯继发性肥胖，病因较多，病理复杂。西医实难有针对性较强的治疗，应用中医药诊治的疗效尚称满意。如例二，某医院力劝其手术治疗，但经中医经辨证施治后，竟可免除刀创之苦，其表现酷似肾上腺皮质机能亢进症中的皮质醇增多症（柯兴综合征）。中医认为，这种肥胖是由于痰脂沉积皮下，阻滞腠理，失其运化而成。

（2）肥胖可发生于任何年龄，但以40岁以上者占多数。女性发胖率较高，尤其在绝经期后。显著肥胖者，因大量脂肪组织积聚，形成肌体额外负担，氧耗量增加，患者常畏热多汗，易疲乏，气短心悸，头晕痛，腹胀，下肢浮肿等。

本组所见全是女性，年龄最小者20岁，最大者40岁.且与更年期无关。唯肥胖程度及大部分证候基本相同，所异者，本组病例都伴有黑色素沉着，且有些不是畏热，而是畏寒。

（3）本组病例之共同特点，皆有肥胖和黑色素沉着，其他依证型而定。此种复杂的症候群，非一病一药所能奏效，故必须辨病与辨证相结合，否则事倍功半矣。

发扬和继承中医学遗产，为中西医结合铺开道路，从而创造别具风格的中国新医药学，其重在实践，不尚空谈。

原自跋

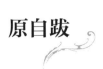

　　本书从理论贯彻到实践，特别侧重治验。古往今来，中医妇科著作也是浩如烟海，具汗牛充栋之藏。一部二十四史，究竟从何读起，是值得考虑的问题。

　　古人认为，熟读王叔和，不如临证多。因为临证多属实践，理论多杂有空谈。更加古籍庞杂，其整理工作也是当前的急务。

　　我以提纲撷要的方式，把妇科疾病，从经带胎产四门中突出它的常见病和严重疾病，并把妇科中的治疗六法和四项定则熔于一炉，从而结合辨证论治的灵活方法，达到择精守约、纲举目张的目的。

　　所谓六法：有温法，是常用于寒性病的，如脾肾虚寒者宜温，起到温肾运脾、通阳散寒作用。有攻法，具有攻坚、化积的作用，如子宫内膜肌瘤、宫外妊娠、卵巢囊肿、乳腺瘤等皆可利用攻法，化瘀破结。有补法，如温补阳虚、清补阴虚、平补虚弱，又在有大汗不止为固涩之补、大量宫血为固冲之补、遗精滑精为固精之补。有消法，接近于和，往往因痰湿气滞而引起停经，可以利用其调和肝肾以达到调经作用。有和法，常与消法相互结合，如遇到阴虚阳亢，肝郁气滞所出现的病变时，既可用清肝，更可用调肝法治疗。再如，癥瘕积聚包括现代医学中的包块、肿瘤，单靠活血化瘀尚感不足。我在临床应用中，特推广行气化瘀，用于体实气积之证。活血化瘀用于血瘀凝结；清湿化瘀用于炎性包块；温补化瘀用于脾肾既虚而起的肿瘤。

除六法外，更益以四项治则，归纳到经带胎产四门中，其治疗方法更为广泛，对妇科少见的疑难杂病足以迎刃而解。尽管在"风雨如晦"的时代里，依然作"鸡鸣不已"之图，幸而得以整理成稿。在每一病后，附以验案配合，并根据病源症状、辨证传变、脉象、舌苔、疗效等综合详述。如此极便初学，也有利于西医学习中医者参考，希望广大读者来信批评。

王渭川

于成都中医学院附属医院

1980 年 7 月